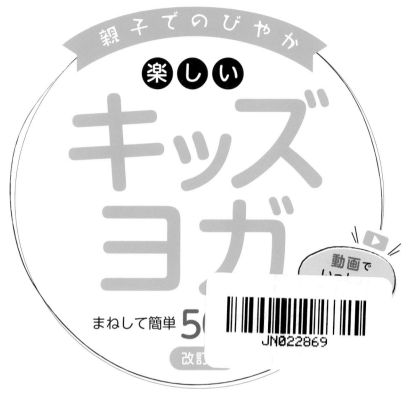

親子でのびやか

楽しい

キッズ
ヨガ

まねして簡単 5○

改訂

動画で

監修／友永ヨーガ学院 院長 **友永淳子**

指導／友永ヨーガ学院 講師 **和田まり子**

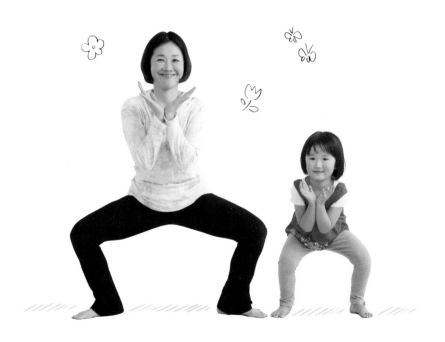

メイツ出版

はじめに

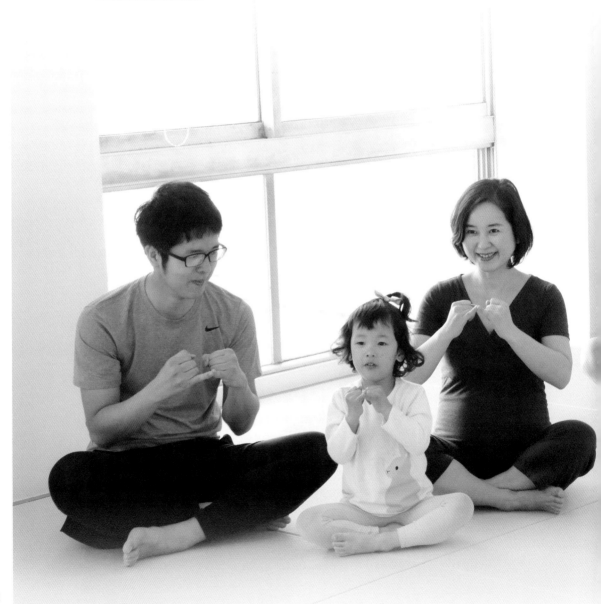

人生のうちで子育てのときほどすばらしい時期はありません。

子どもを育てること以上に創造的で世の中に影響を与える仕事はないのです。

子どもはよくも悪くも受ける刺激すべてを吸収して育ちます。それならば、できるだけよい刺激を与えたいものです。怒った顔より笑顔を見せて、怖い声より優しい声を聴かせましょう。

子育ては待つこと。それには、まずお父さん、お母さんが元気であることが大切です。元気であれば、せわしい毎日にも、少し心のゆとりができます。それをヨガは作ってくれます。

この本は、現在ヨガをされている方、かつてヨガを経験されていた方、ヨガ未経験の方に、子どもと一緒に楽しむヨガを提案します。

本書を機会に、新たなヨガの魅力に触れて、ご家族でヨガを毎日の生活に活かしていって欲しいと願っています。

友永ヨーガ学院院長
友永淳子

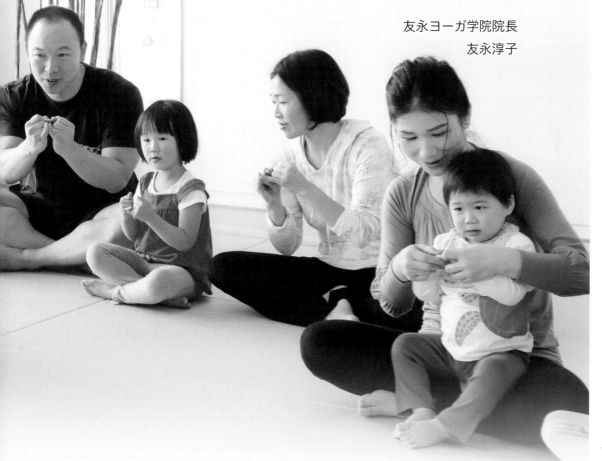

本書の使い方

こんな人に おすすめ	・子どもの成長に良い取り組みを何かさせたい。 ・はじめてヨガをするので、何もわからない。 ・とにかく親子で一緒にできることをしたい。 ・ヨガ経験はあるけど、子どもに教えられない。 ・保育園や幼稚園でヨガを教えたい。

POINT 1

キッズヨガは、親子のきずなを育み、子どもの心身の成長をうながします。ヨガが初めての人にもわかりやすく、子どもと一緒にヨガを楽しむコツを伝えます。

本書の流れ

Part 1 ほぐし
心身をほぐして、ヨガに取り組みやすい状態に導く。

Part 2 あそびヨガ
親子であそんでいる感覚で楽しめるヨガ。

Part 3 どうぶつヨガ
どうぶつのまねをしながら楽しめるヨガ。

Part 4 連続ポーズ
少し長いヨガを楽しみたい人におすすめのプログラム。

Part 5 こきゅう
心を穏やかにし、集中力をやしなう、こきゅう法。

POINT 2

普段のあそびの中に取り入れたり、親子の日課にしたり、自由な方法でヨガを生活の一部に取り入れられます。

お試しレッスン動画の見方！

本書で紹介しているポーズの一部は、動画でも見ることができます。動画の見方は以下の通りです。通しで見ると、実際のレッスンのようにオンラインで動画を楽しめます。

① 本書の章の扉についているQRコードがついています。

② スマートフォンやタブレットでQRコードを読み取ると、YouTubeで動画を見ることができます。

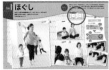

◆QRコードは次のページをチェック！

紙面の
とくちょう

行い方によっては、もっとむずかしく
も、簡単にもできると思います。取り
組むときの参考にしてください。

年齢とむずかしさ

このポーズがむずかしかったときなど
のアレンジ方法です。

アレンジ方法

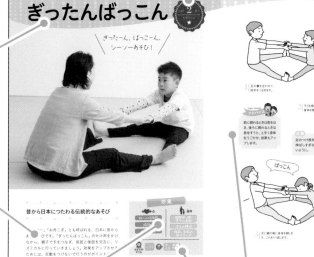

ぎったんばっこん

ぎったーん、ばっこーん、
シーソーあそび！

タイトル
ポーズのタイトルです。

文章
このポーズの特徴や楽し
むためのポイントを紹介し
ています。

昔から日本につたわる伝統的なあそび

効果

効果
このポーズに取り組
むことで、得られる効
果です。

おすすめタイム
本書で紹介するポーズは、いつ
行っても大丈夫ですが、特にお
すすめの季節や時間です。

papamama アドバイス
子どもと一緒に楽しむための
コツを取り上げます。

Check!
このポーズやヨガについ
て、もっと知ってほし
い情報です。

POINT
3

子どもの成長に良い影響を与える効果的なヨガの取り組み方を紹
介するとともに、親自身も豊かな時間を過ごすことができます。

大切なこと

親が童心に帰って、子どもと一緒に遊ぶ気持ちがなにより大切です。
子どもの目をよくみて、子どもの発育と、その日の興味の方向などに気を配りな
がら、安全に楽しく行ってください。また、食後はすぐは行わないようにしましょ
う。そして疲れたときは、シャバアーサナ（P87）をしてくつろいでください。

もくじ CONTENTS

本書は2017年発行の『親子でのびやか楽しいキッズヨガ　まねして簡単50のポーズ』を元に、一部のポーズがオンライン上で視聴できるレッスン動画を追加し、再編集を行った改訂版です。。

親子で一緒に取り組む キッズヨガの魅力 ……… 10

忙しい毎日、ヨガであそぶことで子どもとの絆と健康を取り戻す

思う存分ふれ合って子どもの心と身体の声を聞く

子どもの成長の土台を作るキッズヨガの驚きの効果

Part1 ほぐし ……………… 16

▶お試しレッスン動画

指の体操
足指の体操
わらべ歌あそび（ネズミネズミ）

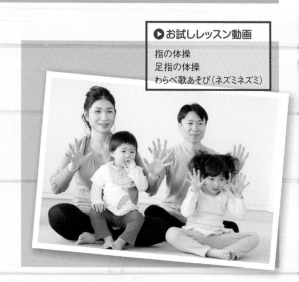

Part 2 あそびヨガ 28

▶お試しレッスン動画
まねっこじゃんけん
大きくなあれ

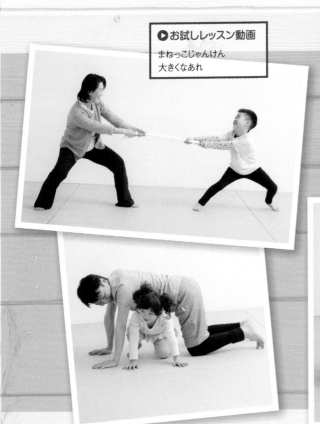

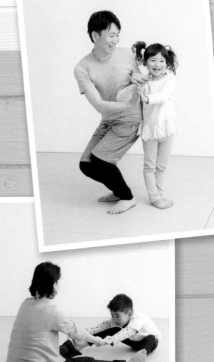

Part3 どうぶつヨガ 56

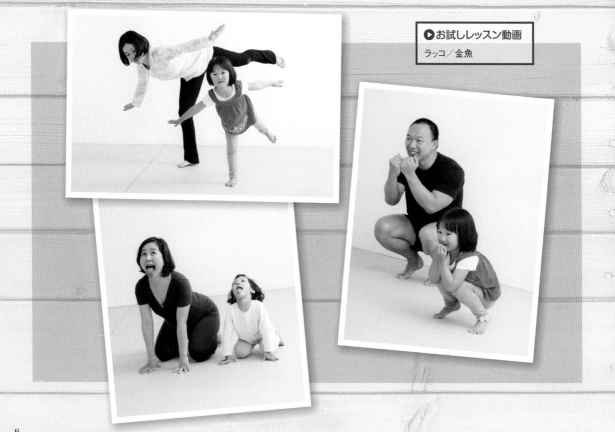

▶お試しレッスン動画
ラッコ／金魚

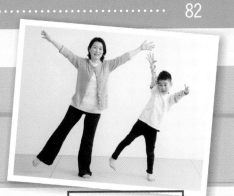

▶お試しレッスン動画
宇宙旅行

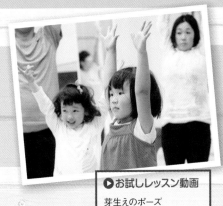

▶お試しレッスン動画
芽生えのポーズ

親子で一緒に取り組む
キッズヨガの魅力

キッズヨガを通して親子がどのように成長できるのか、
また、親子にもたらす効果について紹介していきます。

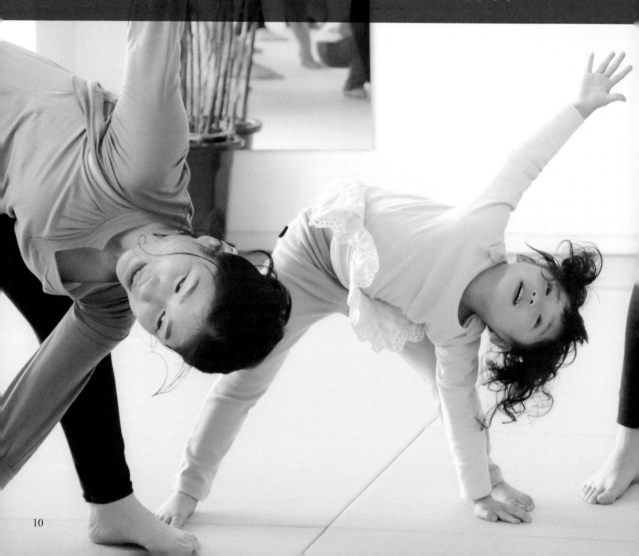

忙しい毎日、ヨガであそぶことで
子どもとの絆と健康を取り戻す

大家族で自然の中でくらし、ゆったりとした時間が流れていた時代は、子どもは放っておいても健やかに育ちました。しかし核家族で子育てについて相談する人が周りにおらず、共働きで子どもと充分にかかわる余裕がない近年は、子育てに自信を持ちづらい時代かもしれません。

子どもにとって大切なのは「あそぶこと」。それは、食事や睡眠と同じように大切なものです。あそびが、身体をつくり、心を育て、脳を刺激して、子どもはさまざまな力を獲得します。そんな子どもたちのあそびのひとつに、ヨガを取り入れ、心と身体を伸びやかにうごかして、何からもじゃまされない親子だけの時間を過ごしてほしいと願っています。

キッズヨガの魅力

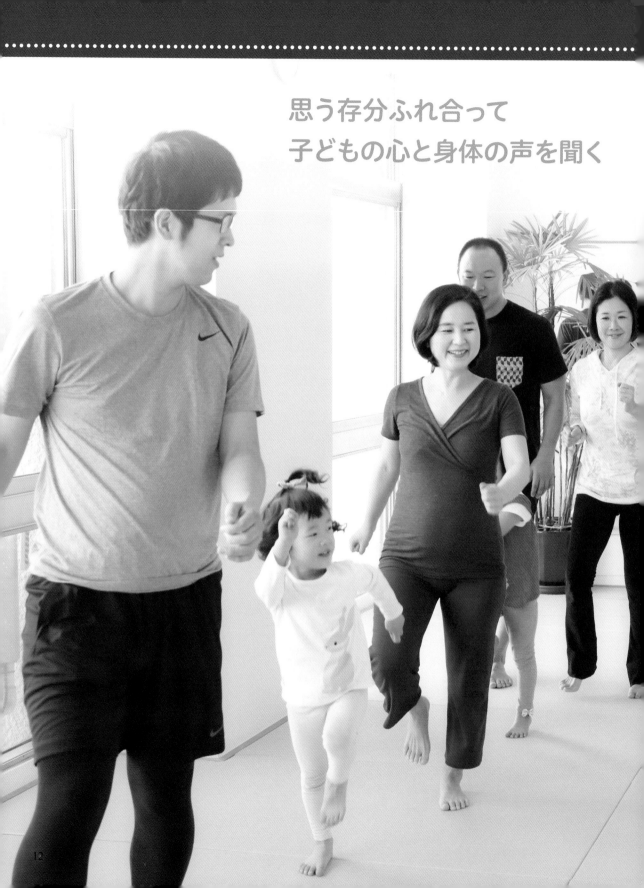

思う存分ふれ合って
子どもの心と身体の声を聞く

親も童心に帰って、子どもと一緒に身体をうごかしてみましょう。ヨガを始めると、最初は硬く重く感じた身体も、続けていくうちに軽く柔らかくなっていきます。

また、ヨガを通して親子でふれあうことで、息づかいや緊張感など、子どもの存在すべてを感じることができるようになっていきます。子どもの考えていること、感じていることが肌を通じてわかるようになるのです。

子どもも親の温かさや力強さを肌で感じ、信頼感を増していきます。それは、子どもの心の安定につながり、脳と身体、子どものすべての健やかな成長を促します。

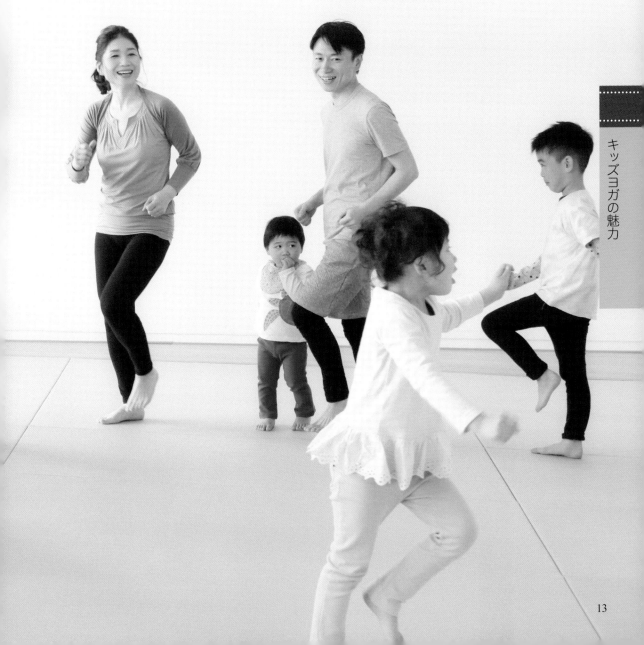

子どもの成長の土台を作る
キッズヨガの驚きの効果

親子でヨガをすることでさまざまな効果が得られます。親は、美容や
ダイエットはもちろん、さまざまな不調や未病を軽減、予防し、心も
身体も若返ります。子どもは、良い姿勢を保つ筋力や、集中力など
をやしなえ、新しいことに積極的にチャレンジできるようになります。
さらに、ヨガを通して子どもたちは、自分の身体と仲良くなることを
おぼえます。自分の身体のことを知れば、心の変化を感じることがで
き、自分はこうしたい、自分はこうなりたいというイメージをしっかり
持てるようになっていきます。そして、自分の理解は、他人への関心
や興味、理解につながっていくのです。
そして何よりも、親子で一緒にふれあって過ごすヨガの時間は、笑
いをもたらして疲れをとり、親と子の両方にとって、人生のかけがえ
のない大切な宝物になります。

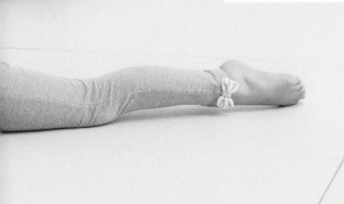

親子へのキッズヨガの主な効果

❶ 柔軟性やバランス力が身につく
❷ 集中力が身につく
❸ 良い姿勢を保てる筋力がつく
❹ 免疫力がUPする
❺ 心が穏やかになり、物事に前向きになる

Part 1 ほぐし

ヨガに入る前には準備体操として、まず「ほぐし」を行います。
実際にヨガをする前に、心身をリラックスさせ、
ケガを予防しましょう。

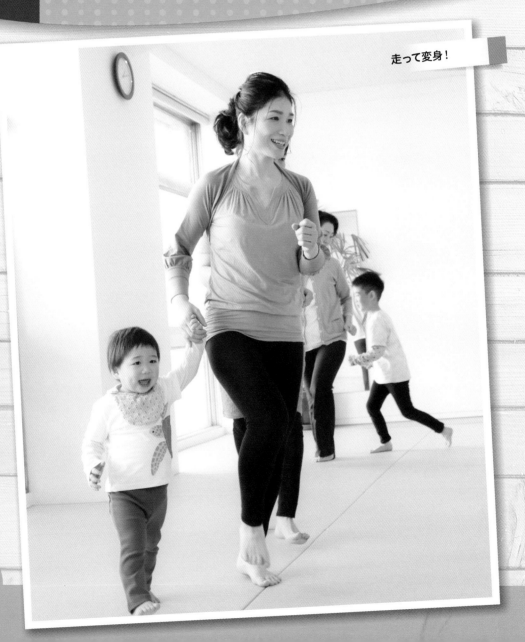

走って変身！

ほぐし
について

歌をうたいながら、手や足からほぐし、やさしいうごきから始めます。歌にあわせると、子どもは興味を持ち、集中して楽しめます。何をするのかわからず緊張しているようだったら、自由に走り回ったり、くすぐりあそびで心をときほぐしてあげましょう。

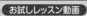お試しレッスン動画

「指の体操」(P19)　「足指の体操」(P22)　「ネズミネズミ」(P27)

指の体操

ほぐしの効果

ほぐしをする前は

? ヨガって
何をするのかな?
ちょっと心配……

MAMA PAPA

ほぐしをすると

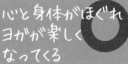PAPA MAMA BOKU WATASHI

心と身体がほぐれ
ヨガが楽しく
なってくる

足指の体操

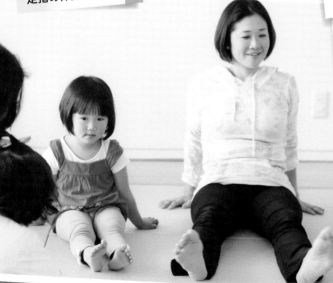

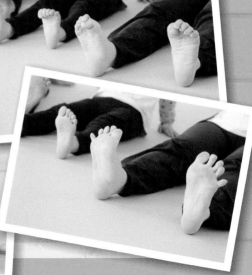

17

走って変身！

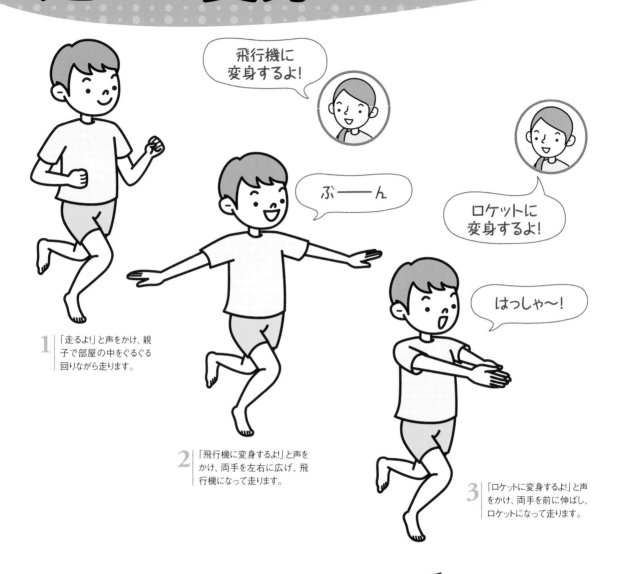

飛行機に変身するよ！

ぶ——ん

ロケットに変身するよ！

はっしゃ～！

1 「走るよ！」と声をかけ、親子で部屋の中をぐるぐる回りながら走ります。

2 「飛行機に変身するよ！」と声をかけ、両手を左右に広げ、飛行機になって走ります。

3 「ロケットに変身するよ！」と声をかけ、両手を前に伸ばし、ロケットになって走ります。

子どもを自由に走らせて発散させてからヨガへ！

子どもは走るのが大好き。いきなり座らせてヨガに入るよりも、まずは走り回ったり、うごき回ったりして、心身をほぐしましょう。

Check!

子どもが好きな物に変身してみよう！

電車が好きな子、消防車が好きな子、好きな動物など、走りながらいろいろな物に変身しましょう。気分がのらない子には、「次は何にする？」など、問いかけるのもおすすめです。

指の体操

お試しレッスン動画

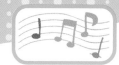

1 座った姿勢で、手を握ったり、閉じたりをくり返します。

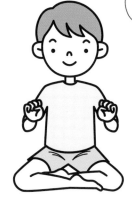

グーパー
グーパー

くり返す

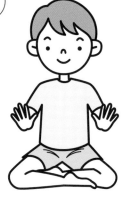

トントン

2 「お父さん指でトントン」などの声をかけながら、左右の5本の指をそれぞれくっつけます。

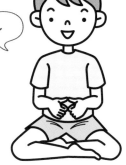

音楽にあわせて 指の体操をしよう!

手の指をうごかすことで脳を活性化させたり、血行を促進したり、リラクゼーション効果もあります。歌と一緒に楽しみましょう。

Part1

ほぐし

指の体操

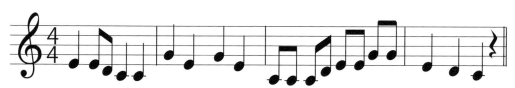

ゆ　びの たいそう　グーパーグーパー　1 お とうさん　ゆー　びで　　トン トン トン
2 お かあさん　ゆー　びで
3 お にいさん　ゆー　びで
4 お ねぇ さん　ゆー　びで
5 あ か ちゃん　ゆー　びで

※足指のときはお父さん指同士と、それ以外の指で行います。

19

手首ぶらぶら

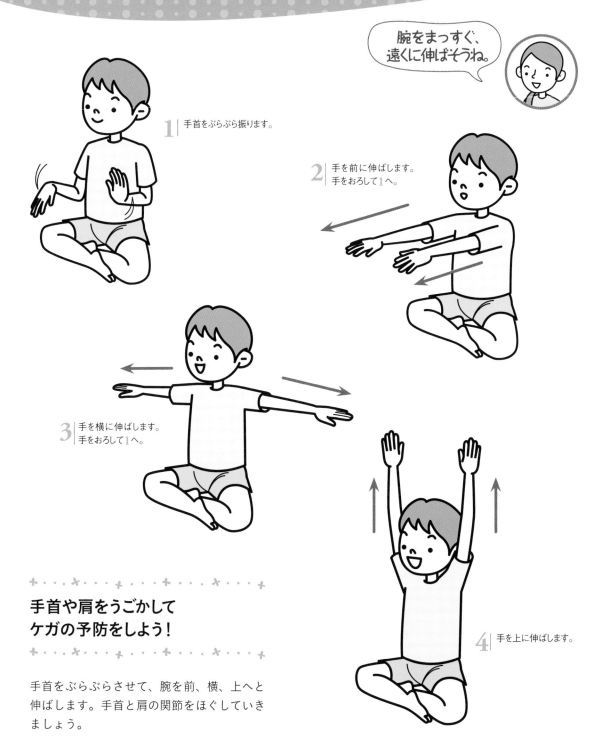

腕をまっすぐ、
遠くに伸ばそうね。

1 | 手首をぶらぶら振ります。

2 | 手を前に伸ばします。
手をおろして1へ。

3 | 手を横に伸ばします。
手をおろして1へ。

4 | 手を上に伸ばします。

手首や肩をうごかして
ケガの予防をしよう!

手首をぶらぶらさせて、腕を前、横、上へと
伸ばします。手首と肩の関節をほぐしていき
ましょう。

肩回し

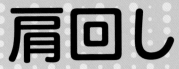
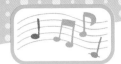

1 | 手を肩につけて前に回します。

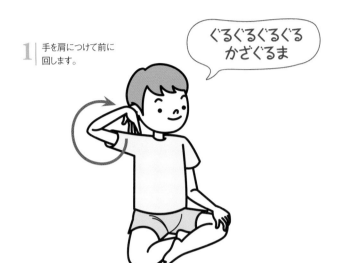

ぐるぐるぐるぐる
かざぐるま

ぐるぐるぐるぐる
まわります

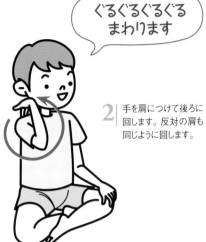

2 | 手を肩につけて後ろに回します。反対の肩も同じように回します。

Check!

自分にとって心地よいうごきを見つける

親は肩がこっていると感じたら、肩のこりが楽になるように肩を回してみるなど、自分にとって心地よいうごきを見つけ、身体の調子を整えましょう。

歌をうたいながら
肩をぐるぐる回しましょう！

歌の調子にあわせて、肩をぐるぐる回し、肩の柔軟体操をしましょう。この歌は、足首回し（P23）でも使用できます。

肩回し、足首回し

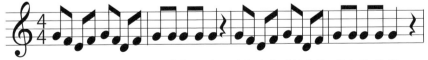

ぐるぐるぐるぐる　かざぐるま　ぐるぐる ぐるぐる　まわります

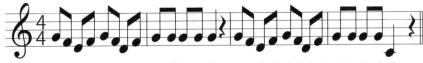

ぐるぐるぐるぐる　かざぐるま　ぐるぐる ぐるぐる　まわります

足指の体操

足指をうごかすことで
胃腸や脳に効果あり!

足の指をうごかすと、内臓や腸にはたらきかけ消化をうながします。また、姿勢を改善し、脳の血流を高めスッキリさせます。

チョキはちょっとむずかしいね。

1 | 両足を伸ばして、脚をグー、チョキ、パーにします。

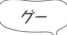

グー

親指を土ふまずに寄せる。

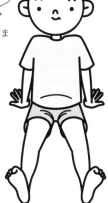

チョキ

親指を手前に、それ以外を奥にする。

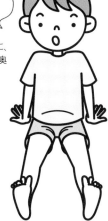

パー

親指と小指をできるだけはなす。

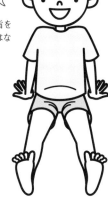

外反母趾の解消に!

足の指を開く機会がなく、ずっとせまいかかとの高い靴をはいていると外反母趾になりやすくなります。足指のじゃんけん、特にパーを上手くできるように普段から練習しましょう。

Check!
「あっち向いてホイ」
をしてみよう

足のじゃんけんで、「あっち向いてホイ」をしたり、足を使って「せっせっせ」や「アルプス一万尺」などをすると、脚全体をうごかすあそびになります。ただし、腰痛がある人は無理しないように気を付けましょう。

あっち向いてホイ!

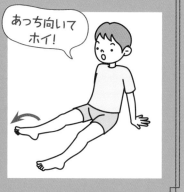

足首のほぐし

足首ゆらし

足首を左右にゆらす

脚のつけ根を楽にして、ぶらぶらとゆすってみます。

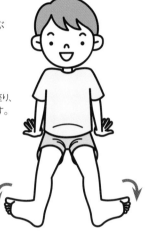

1 | つま先を外に開いて座り、足首を外側に開きます。

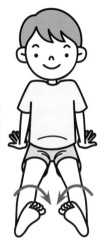

2 | つま先をを内側に閉じます。このうごきをできるだけ力を入れずにくり返します。

足首回し

足首をぐるぐる回す

足首をよく回してケガの予防をします。足首がほぐれることで全身の緊張がほぐれます。

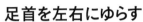

P21の音楽でやってみよう

ぐるぐる
ぐるぐる

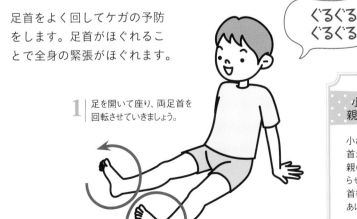

1 | 足を開いて座り、両足首を回転させていきましょう。

小さな子は親がサポート

小さな子は上手く足首が回せないので、親の両足の間に座らせて、子どもの足首をグルグルと回してあげましょう。

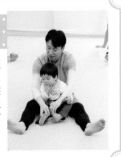

ちょうちょのポーズ

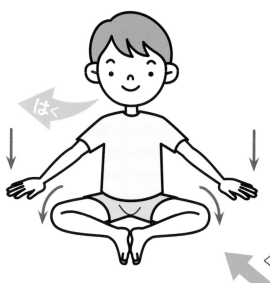

はく

くり返す

1 足の裏を合わせて、背筋を伸ばして座ります。ひざを上下にうごかし、両腕をヒラヒラさせます。

ちょうちょの気持ちで
手と足を同時にうごかす

足と手をヒラヒラとちょうちょのようにうごかします。股関節をゆるめて、全身の血流を促して、大きな呼吸をできるようにします。

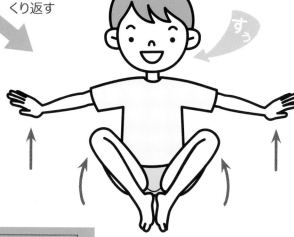

すう

手と脚を同じ方向に
うごかそう！

Check!

一連のポーズで
全身を鍛える

ちょうちょのポーズとふりこのポーズ（ふりこ運動、起き上がりこぼし）は、一連の流れで行いましょう。下半身から上半身まで、全身をバランスよくほぐし、きたえられます。

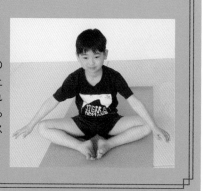

ふりこのポーズ

ふりこ運動

左右にゆらゆらゆれる

ふりこのようにユラユラ左右に
うごき、バランス感覚をやしな
うことができます。

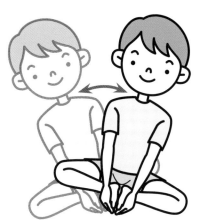

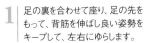
1 | 足の裏を合わせて座り、足の先を
もって、背筋を伸ばし良い姿勢を
キープして、左右にゆらします。

（右側の見出し）
Part1

ほぐし

起き上がりこぼし

倒れて、起き上がる 腹筋と腰、背中の筋肉を上手く使って起き上がります。

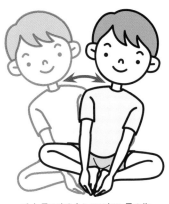

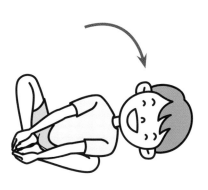

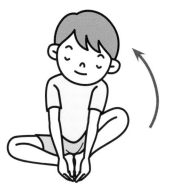

1 | 足の裏を合わせて座り、足の先
をもって、腰や背中を丸めて、
左右にゆらします。

2 | そのまま、ごろんと横に
転がります。

3 | 足の裏をはなさずに起
き上がります。

わらべ歌あそび

お試しレッスン動画

一里二里三里しりしり

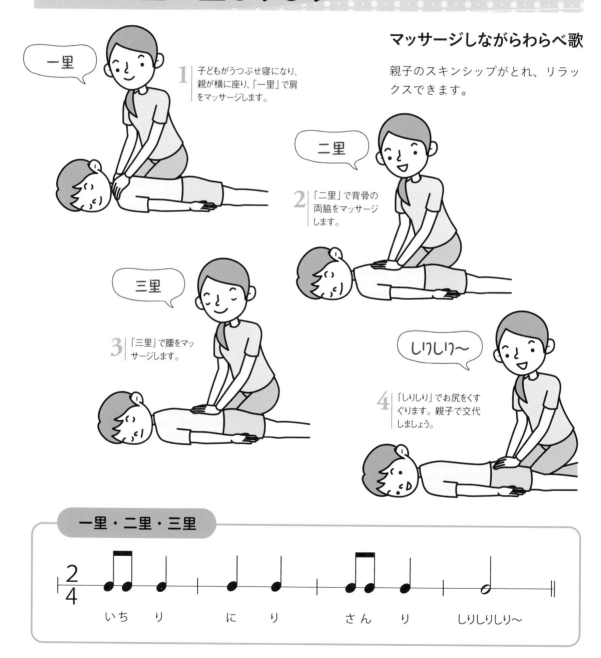

一里

1 子どもがうつぶせ寝になり、親が横に座り、「一里」で肩をマッサージします。

マッサージしながらわらべ歌

親子のスキンシップがとれ、リラックスできます。

二里

2 「二里」で背骨の両脇をマッサージします。

三里

3 「三里」で腰をマッサージします。

しりしり〜

4 「しりしり」でお尻をくすぐります。親子で交代しましょう。

一里・二里・三里

いち り　に り　さん り　しりしりしり〜

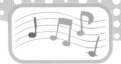

ネズミネズミ（くすぐりあそび）

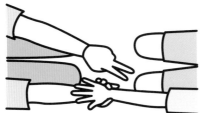

1 親が子どもの手を取り、もう一方の手をチョキにします。

くすぐりながらわらべ歌

子どもの笑顔を引き出す「くすぐりあそび」をしてみましょう。

コチョコチョ

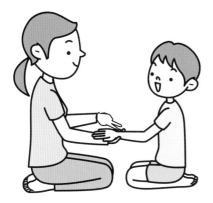

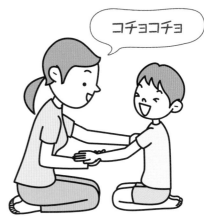

2 腕をだんだん登っていき、肩までたどりつきます。

3 「とびこんだ〜♪」で脇の下をコチョコチョします。

ネズミ　ネズミ

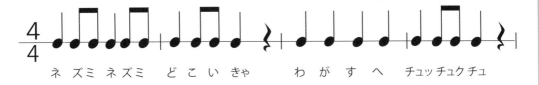

ネ　ズ　ミ　ネ　ズ　ミ　　ど　こ　い　きゃ　　わ　が　す　へ　　チュッ　チュク　チュ

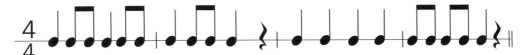

ネ　ズ　ミ　ネ　ズ　ミ　　ど　こ　い　きゃ　　わ　が　す　へ　　と　び　こ　ん　だ〜

Part 2

あそびヨガ

あそびのなかにヨガのエッセンスを組み込んだ「あそびヨガ」。
親子で定期的にヨガにとりくむのもよし、普段の親子のあそびの
なかに取り入れるのもおすすめです。

※プログラムの組み方についてはP104を見てみましょう

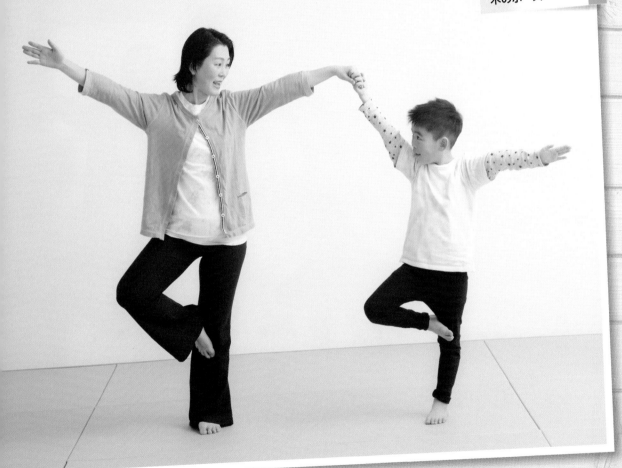

木のポーズ

あそびヨガ について

仕事でつかれたお父さんも、毎日いそがしいお母さんも、ちょっとした時間に家族みんなであそびましょう。子どもの笑顔があふれてくると、みんなが笑顔になり、いつの間にかつかれがとれているでしょう。全身がほぐれて笑いが出れば免疫力もアップして、家族みんなが健やかに過ごせます。

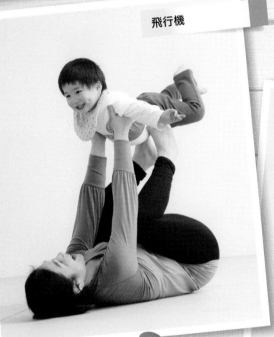

飛行機

お試しレッスン動画

「まねっこじゃんけん」 (P36)

「大きくなあれ」 (P52)

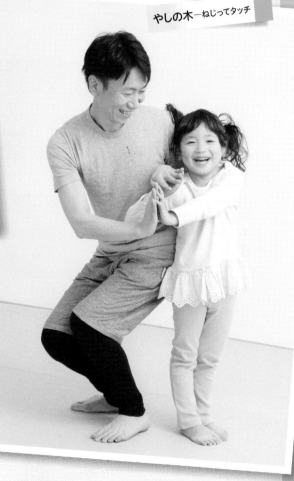

やしの木―ねじってタッチ

あそびヨガとは?

今までのヨガのイメージ

身体が硬いから
ヨガはムリ……

↓

あそびヨガのイメージ

楽しみながらほぐれて
リフレッシュ

29

ぎったんばっこん

年齢 **2** 歳〜
むずかしさ ☆

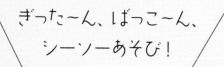

ぎった〜ん、ばっこ〜ん、
シーソーあそび！

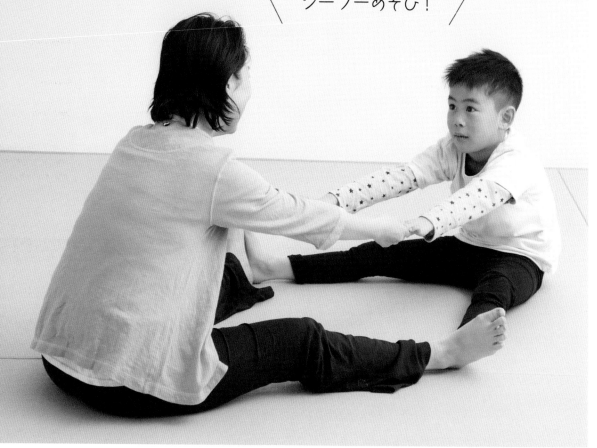

昔から日本につたわる伝統的なあそび

「シーソー」「お舟こぎ」とも呼ばれる、日本に昔から
あるあそびです。「ぎったんばっこん」のかけ声をかけ
ながら、親子で手をつなぎ、前屈と後屈を交互に、リ
ズミカルに行っていきましょう。効果をアップさせる
ためには、反動をつけないで行うのがポイントです。

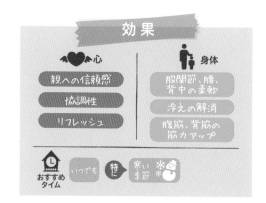

効果

心
- 親への信頼感
- 協調性
- リフレッシュ

身体
- 股関節、腰、背中の柔軟
- 冷えの解消
- 腹筋、背筋の筋力アップ

おすすめ
タイム　いつでも　特に　寒い季節

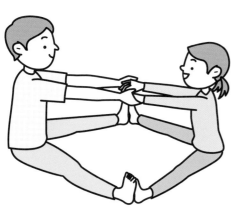

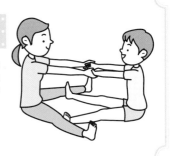

子どもの脚が
短いときの形

子どもの脚が短いときは、親の脚の内ももかひざのあたりにつけます。

1 足の裏を合わせて、両手をつなぎます。

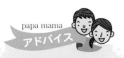

前に倒れるときは息をはき、後ろに倒れるときは息をすうと、上手く身体をうごかせ、効果もアップします。

2 子ども側にゆっくりと身体を倒します。

ぎったん

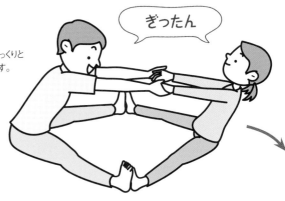

注意
足のつけ根を伸ばしすぎないように。

ばっこん

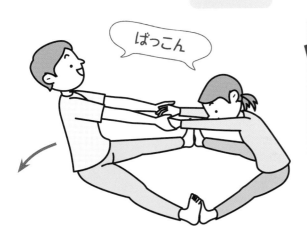

3 次に親の側に身体を倒します。これをくり返します。

Check!

一人でできる「お舟こぎ」をしてみよう

このポーズは、一人でもできます。両足を伸ばして、オールを使って舟をこぐように、お腹に力を入れ、背を伸ばして後ろに引きます。

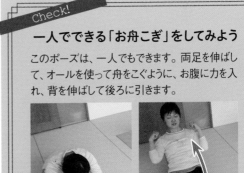

①息をはいて、オールを押すように身体を前に倒す。

②息をすって、オールを引くように身体を後ろに倒す。

汽車ごっこ —トンネルくぐり

年齢 **2** 歳〜
むずかしさ
★

トンネルだ！
汽車がとおりま〜す！

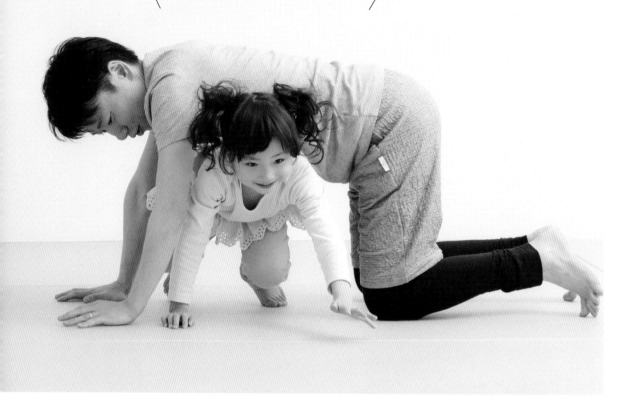

汽車になってトンネルをくぐろう！

床をはったり、はいはいをしたりすることで、身体を
きたえるとともに、親子の楽しいスキンシップになり
ます。床をはううごきは背骨を発達させ、神経を調整
して、脳と身体を健全に発達させます。

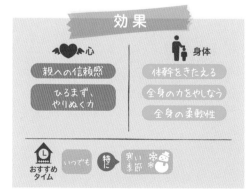

効 果

❤ 心
- 親への信頼感
- ひるまず、やりぬく力

👤 身体
- 体幹をきたえる
- 全身の力をやしなう
- 全身の柔軟性

おすすめタイム　いつでも　特に　寒い季節 ❄☃

32

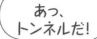

汽車汽車、シュッポ〜 シュッポ〜♪

あっ、 トンネルだ!

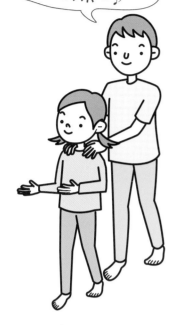

1 | 親子でつながって汽車に なって進みます。

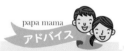

papa mama
アドバイス

「あっ、トンネルだ!通れる かなー?」と声をかけ、雰 囲気をもりあげましょう。

2 | 親がトンネルを作ります。

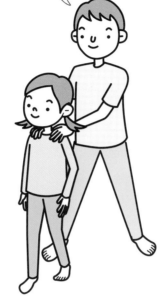

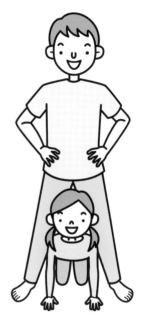

3 | 子どもが親の足のあいだ をくぐります。

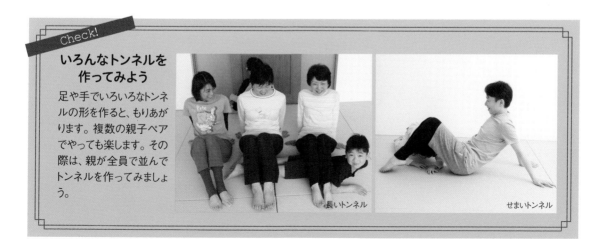

Check!

いろんなトンネルを 作ってみよう

足や手でいろいろなトンネ ルの形を作ると、もりあが ります。複数の親子ペア でやっても楽します。その 際は、親が全員で並んで トンネルを作ってみましょ う。

長いトンネル

せまいトンネル

ヨット

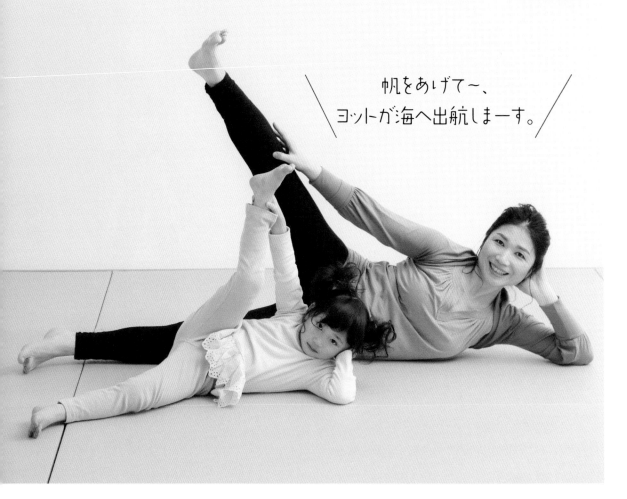

帆をあげて〜、
ヨットが海へ出航しまーす。

脚をあげてキープ！ポーズを決めよう

海を進むヨットのように横に寝そべって、体幹でしっかりと脚を支えながら、脚を帆のようにあげて伸ばします。特に重要になるのが、おへその下にある丹田に力をいれること。脚の力をつけるだけでなく、全身のバランス力を身につけることができます。

効果

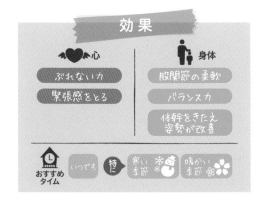

❤️ 心
- ぶれない力
- 緊張感をとる

👪 身体
- 股関節の柔軟
- バランス力
- 体幹をきたえ 姿勢が改善

おすすめ タイム
いつでも　特に 寒い季節　暖かい季節

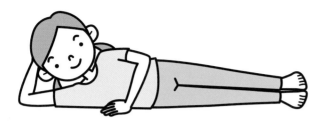

1 | 身体を横向きに寝かせて、
肘で頭を支えます。

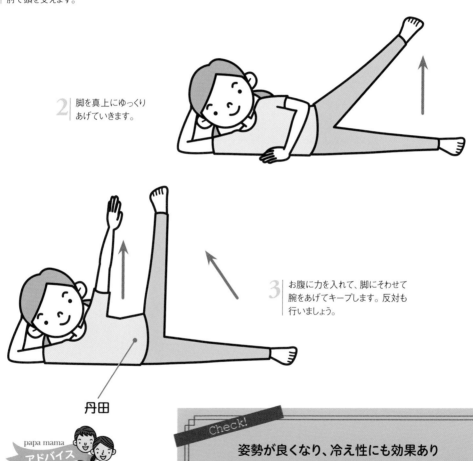

2 | 脚を真上にゆっくり
あげていきます。

3 | お腹に力を入れて、脚にそわせて
腕をあげてキープします。反対も
行いましょう。

丹田

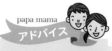

papa mama
アドバイス

「お腹にしっかり力を入
れて」と、丹田を意識さ
せましょう。

Check!

姿勢が良くなり、冷え性にも効果あり

脚は身体のパーツの中でも最も重いもの。ちなみに50kgの
成人だと、頭が3.5kg、腕3.25kgに対して、脚は9.25kgで
す。このポーズのように重い脚を持ち上げることで、体幹の
筋肉がしっかり使えます。体幹の筋肉がきたえられると、姿勢
がきれいになって、スタイルがよくなります。身体をあたためる
効果も大きいので冷え性の人にもおすすめです。

まねっこじゃんけん

年齢 **3** 歳〜
むずかしさ ★★

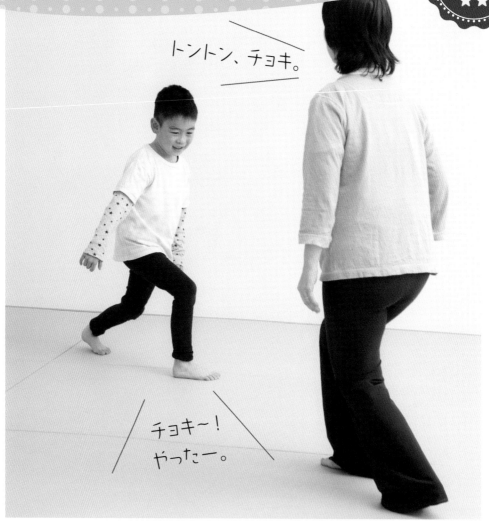

トントン、チョキ。

チョキ〜！
やったー。

頭と身体をうごかし、脳を刺激する

親子で向かい合って、リズムよくじゃんけんをします。
このじゃんけんは勝ち負けでなく、同じものをすぐに
出すじゃんけんです。次に足をつかってじゃんけんを
します。瞬時にまねをしようとすることで、脳と神経
が刺激されます。

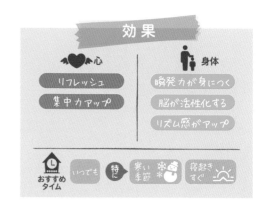

効 果

心

リフレッシュ
集中力アップ

身体

瞬発力が身につく
脳が活性化する
リズム感がアップ

おすすめ
タイム　いつでも　特に　寒い季節　寝起きすぐ

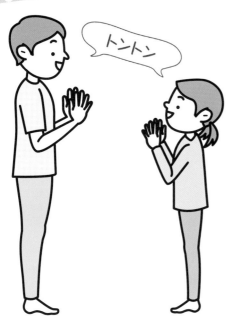

トントン

1 親子で向かい合い、「トントン」
と言いながら手をたたきます。

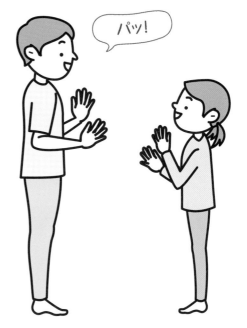

パッ!

2 親が「パッ!」とパーを出したら、子どもはすぐ
にまねをしてパーを出します。慣れたら左右
ちがうものを出してみましょう。

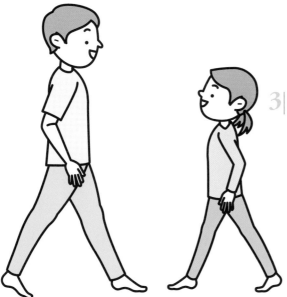

3 足で行うときは、「トントン」で軽くジャンプ。
「パッ!」で好きなものを出します。

> グー　→両足をそろえる
> チョキ →前後に足を開く
> パー　→左右に足を開く

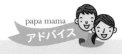

papa mama
アドバイス

「トントンパッ!」のリズムでうごく
ことで、よいエクササイズにもなり、
身体が温まります。しばらくした
ら親子で役割を交代しましょう。

一緒にトコトコ

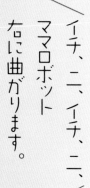

イーナ、ニ、イーナ、ニ、
ママロボット
右に曲がります。

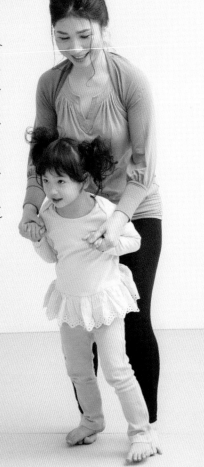

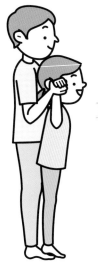

1 子どもが親の甲の上にのって、親は子どもの手を持って支えます。

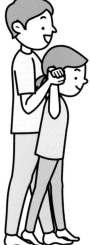

2 親が歩き、子どもは落ちないように、親のうごきに合わせます。

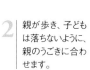
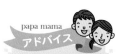

papa mama
アドバイス

小さい子は、親がしっかりと身体を支えましょう。

親と子が合体して歩き回る

子どもを親の足の甲の上にのせていっしょに部屋の中を歩いていきます。親が手で支えているとはいえ、子どももバランスをとるのは一苦労です。この不安定な中で、バランス感覚や、相手のうごきに合わせる力、身体を支える筋力をやしなっていきます。

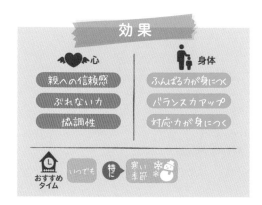

効果

♡ 心	👤 身体
親への信頼感	ふんばる力が身につく
ぶれない力	バランス力アップ
協調性	対応力が身につく

おすすめタイム いつでも 特に 寒い季節

手押し車

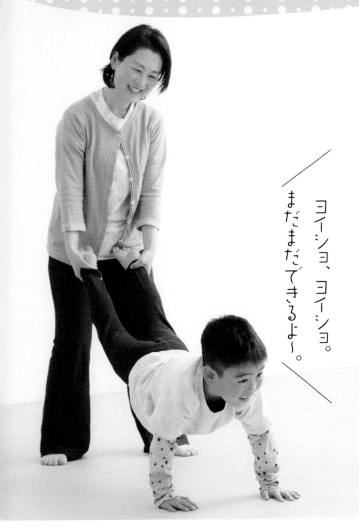

コイショ、ヨイショ。
まだまだできるよ〜。

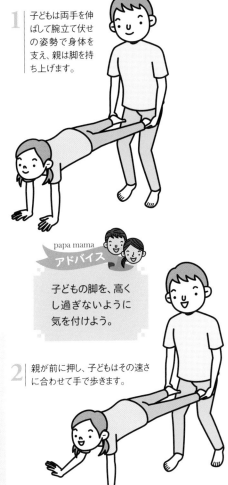

1 子どもは両手を伸ばして腕立て伏せの姿勢で身体を支え、親は脚を持ち上げます。

papa mama アドバイス

子どもの脚を、高くし過ぎないように気を付けよう。

2 親が前に押し、子どもはその速さに合わせて手で歩きます。

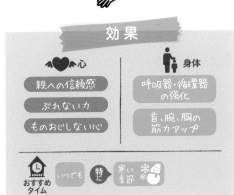

子どものペースに合わせて進もう

親が子どもの脚を持って、子どものペースを見ながらゆっくりと押していきます。ケガのもととなるので、決して無理はさせないようにしましょう。また、脚を高く持ち上げすぎると進みにくくなるので、子どもの身体の大きさに合わせ、うごきやすい高さに調整してあげましょう。

効果

心
- 親への信頼感
- ぶれない力
- ものおじしない心

身体
- 呼吸器・循環器の強化
- 首、腕、胸の筋力アップ

おすすめタイム **L** ｜ いつでも ｜ 特に 寒い季節

やしの木—ねじってタッチ

年齢 **4** 歳〜

むずかしさ
★★

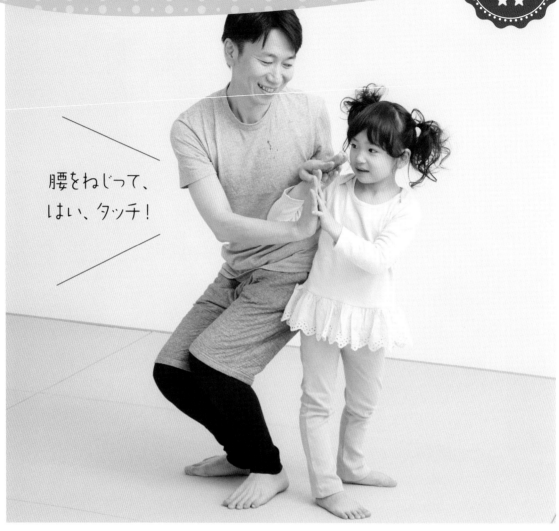

腰をねじって、
はい、タッチ！

柔軟性を高め、消化の働きを高める

最初は上手く体がねじれなくても、くり返し行うことで、だんだんねじりやすくなります。左右どちらかがねじりにくいときは、その方向を多めに行いましょう。腰から背中をねじることで神経の緊張をほぐし、胃腸のはたらきを高め、便秘や生理痛の改善になります。

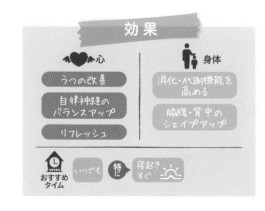

効果

心
- うつの改善
- 自律神経のバランスアップ
- リフレッシュ

身体
- 消化・代謝機能を高める
- 脇腹・背中のシェイプアップ

おすすめタイム　いつでも　特に　寝起きすぐ

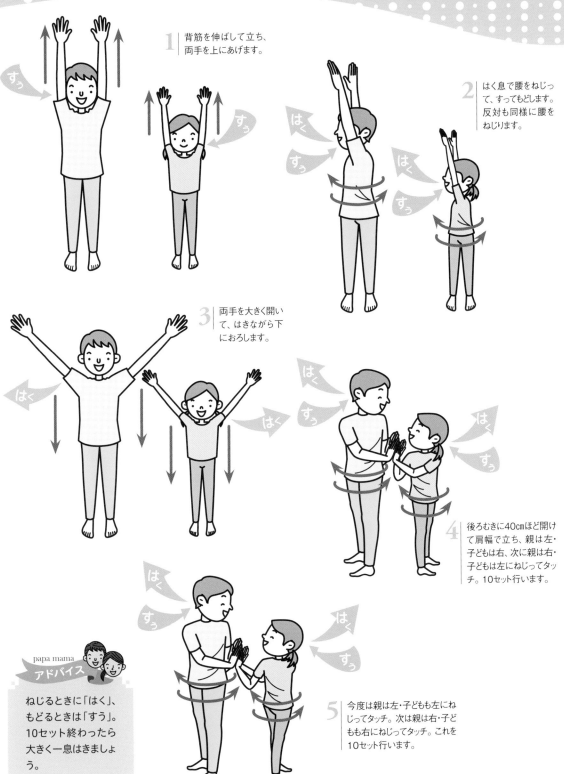

1 背筋を伸ばして立ち、両手を上にあげます。

2 はく息で腰をねじって、すってもどします。反対も同様に腰をねじります。

3 両手を大きく開いて、はきながら下におろします。

4 後ろむきに40cmほど開けて肩幅で立ち、親は左・子どもは右、次に親は右・子どもは左にねじってタッチ。10セット行います。

5 今度は親は左・子どもも左にねじってタッチ。次は親は右・子どもも右にねじってタッチ。これを10セット行います。

papa mama アドバイス

ねじるときに「はく」、もどるときは「すう」。10セット終わったら大きく一息はきましょう。

木のポーズ

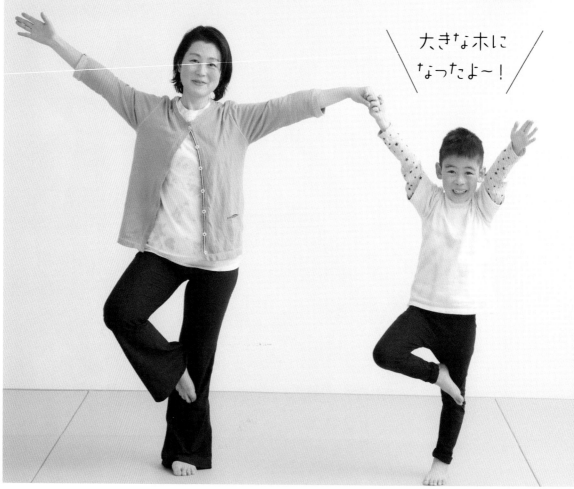

大きな木に
なったよ〜！

ずっしりと立つ木になろう

最初は片足で立ち手を横に広げます。次に、少しバランスをとるのがむずかしくなりますが、合掌して上に伸ばし片足で立ちます。バランス感覚をやしなうのと同時に、脚力をつけて、自律神経のはたらきを正してくれるポーズです。

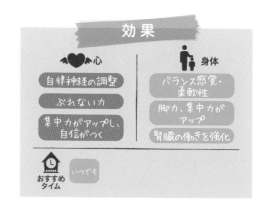

効果

♡ 心	身体
自律神経の調整	バランス感覚・柔軟性
ぶれない力	脚力、集中力がアップ
集中力がアップし、自信がつく	腎臓の働きを強化

おすすめタイム　いつでも

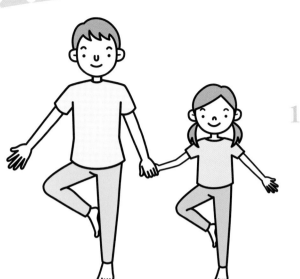

1 | 親子で手をつないで、片足で立ち、もう一方の足をひざの横につけます。

2 | そのまま両手をあげてバランスを保ちます。

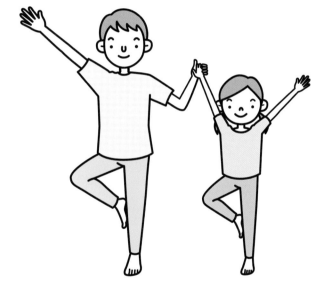

ステップアップ！

片足立ちのまま手を胸の前で合掌して、そのまま上にのばします。5秒キープできたら反対も行います。

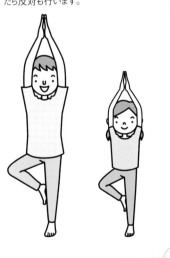

Check!

バランスがとれないときは手を支えよう

子どもがまだ片足立ちで、上手くバランスをとれないときは、最初のうちは親が子どもの手をつかんで支えてあげるようにしましょう。

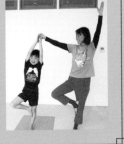

足裏合わせ—スカイツリー

ピシッ!
スカイツリー完成しました!

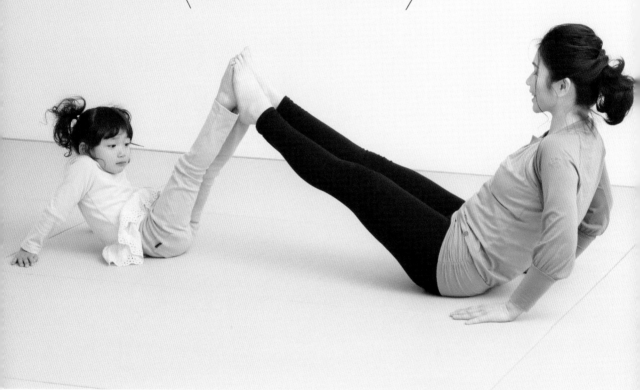

おなかの力をつかって脚をもちあげよう

親子で足を重ねて、交互に足をうごかします。運動の
基礎となる脚、腹、腰の筋肉の力をやしなえます。「1、
2、1、2」と声をかけ息を合わせ、ゆっくり足をあ
げます。スカイツリーのできあがりです。腹筋と腰、背
中の筋肉がよくやしなわれて肚の力がつくポーズです。

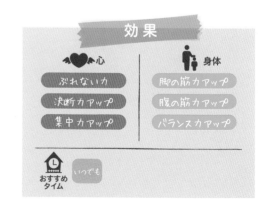

効果

♥ 心   身体

- ぶれない力
- 決断力アップ
- 集中力アップ

- 脚の筋力アップ
- 腹の筋力アップ
- バランス力アップ

おすすめ タイム L   いつでも

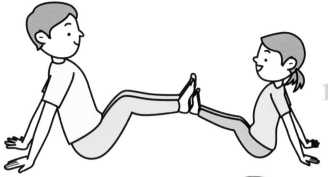

1 | 向かい合って座り、足の裏を合わせ、
手を後ろにして支えます。

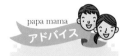

自転車をこぐように
するんだよ。

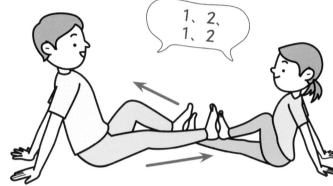

1、2、
1、2

2 | 左右の足を、互いちがいに、
前後にうごかします。

スカイツリー
を作ろう

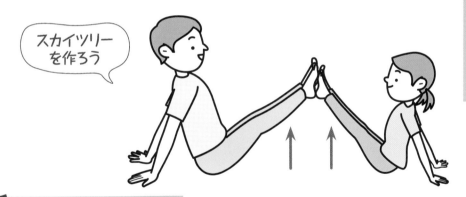

3 | 「スカイツリーを作ろう」と
声をかけ、両足を上の方
へあげてキープします。

肚(はら)の力って何？

肚の力とは、腹と腰の筋肉がうまく連携しながら使
える力のこと。今の言葉で言えば、「ぶれない力」と
でもいえるでしょう。日本人が大切にやしなってきた
力で、この力が身につくと、いつでも肩の力を抜く
ことができるようになって、おおらかに自分を出せるよ
うになります。

注意
腰痛の方は腰の具合を見て
行ってください。あまり脚を
高くあげすぎないようにしま
しょう。

ひざでバランス

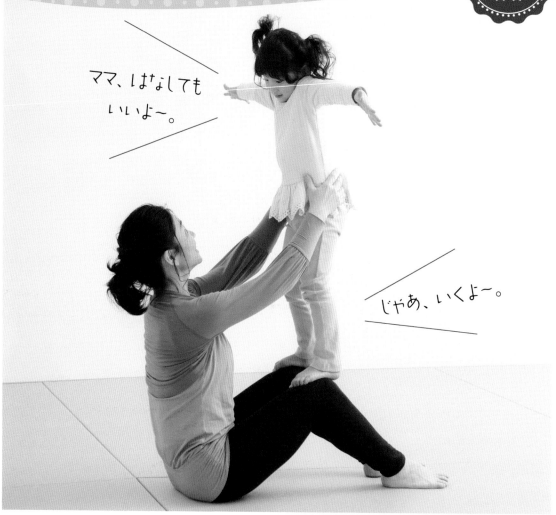

ママ、はなしても
いいよ～。

じゃあ、いくよ～。

丸いひざの上で、バランスをとれるかな？

親のひざの上に子どもが立つバランスの形です。親の顔が見えているので、手をつなげば小さな子でも楽しめます。高い所に上ってバランスをとることで全身の筋力、骨格が鍛えられ、神経も発達します。達成感もあるので、子どもは自信を深めることができます。

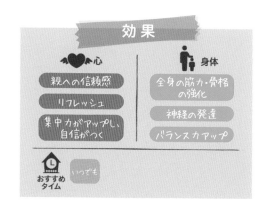

効果

❤ 心

- 親への信頼感
- リフレッシュ
- 集中力がアップし、自信がつく

身体

- 全身の筋力・骨格の強化
- 神経の発達
- バランス力アップ

おすすめ
タイム いつでも

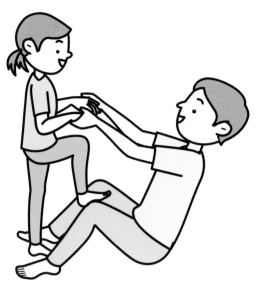

1 親はひざを立てて座ります。
子どもは手をつなぎ、その上
に乗ります。

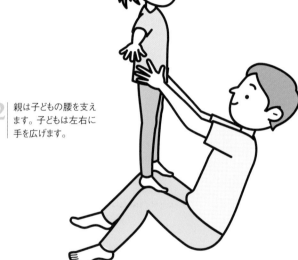

2 親は子どもの腰を支え
ます。子どもは左右に
手を広げます。

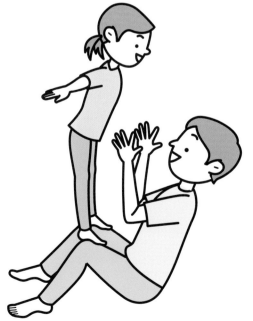

3 子どもが完全にバラン
スをとれたら親は手をは
なします。

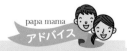

papa mama
アドバイス

「はなすよ？　いい？」と声を
かけて、子どもがしっかりバラ
ンスをとれそうなら、両手
をはなしてみましょう。

波のり

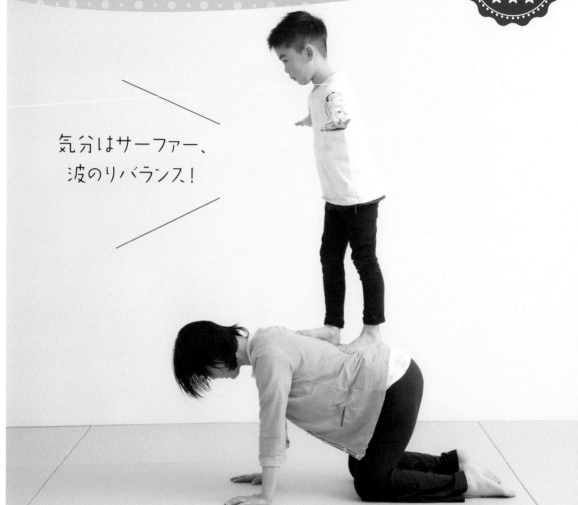

気分はサーファー、
波のりバランス!

どんな波が来ても乗りこなそう!

子どもは親の背中が大好き。お馬さんあそびも楽しい
ですが、両手を広げたり、ひざ立ちになったりしてみ
ましょう。筋力がついて、両方の足がしっかり親の背
中をつかめるようになって、肚の力(P45)がつくと
おのずと立ち上がりたいと思うようになります。

効果

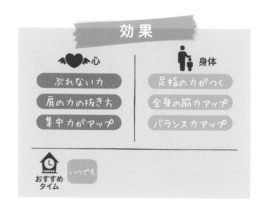

心

- ぶれない力
- 肩の力の抜き方
- 集中力がアップ

身体

- 足指の力がつく
- 全身の筋力アップ
- バランス力アップ

おすすめ
タイム　いつでも

48

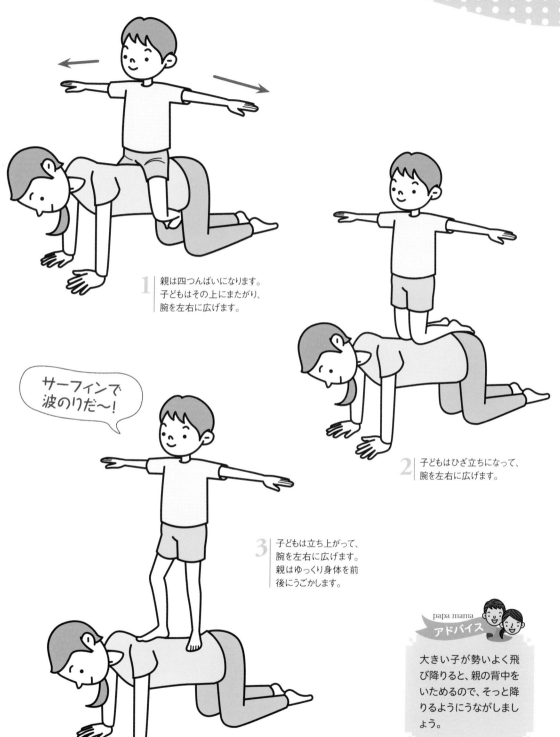

1 親は四つんばいになります。
子どもはその上にまたがり、
腕を左右に広げます。

2 子どもはひざ立ちになって、
腕を左右に広げます。

サーフィンで
波のりだ〜!

3 子どもは立ち上がって、
腕を左右に広げます。
親はゆっくり身体を前
後にうごかします。

papa mama
アドバイス

大きい子が勢いよく飛
び降りると、親の背中を
いためるので、そっと降
りるようにうながしまし
ょう。

飛行機

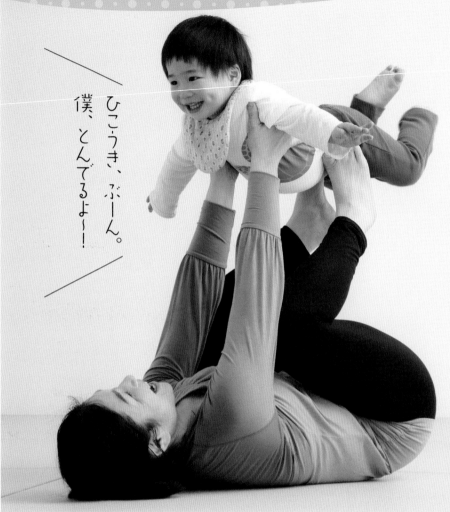

ひこうき、ぶーん。
僕、とんでるよ〜！

両手を広げてどこまでも飛んでいこう！

親子ともに肚の力をやしなえるポーズです。バランスをとる場所は、おへその下の丹田と呼ばれる私たちの身体の中心です。親はこの丹田で子どもを押し上げ、子どもはここに力をいれて両手を広げます。じょじょに手を広げ、ステップアップしてみてください。

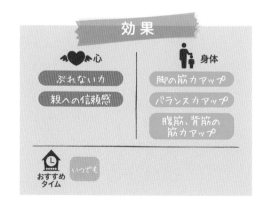

効果

心
- ぶれない力
- 親への信頼感

身体
- 脚の筋力アップ
- バランス力アップ
- 腹筋、背筋の筋力アップ

おすすめタイム　いつでも

50

1 親は仰向けになり、ひざを曲げ、両脚を上げ、子どもと手をつなぐ。子どもはおへその下を親の足の裏にあて、親は子どもを押しあげます。

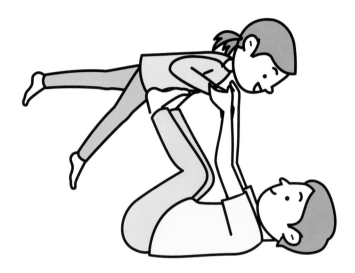

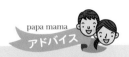

papa mama
アドバイス

親はお腹の下の丹田に力をいれて子どもを押し上げます。子どもにも「お腹に力をいれてごらん」と声をかけましょう。

あそびヨガ

2 親は手をはなし、子どもは手足を伸ばし、バランスがとれたら親は手をはなします。

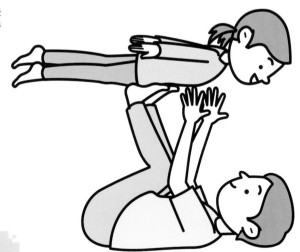

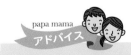

papa mama
アドバイス

慣れてきて、子どもがバランスをとれるようになってきたら、左右に手を広げてみましょう。

大きくなあれ

年齢 **2** 歳〜
むずかしさ
★

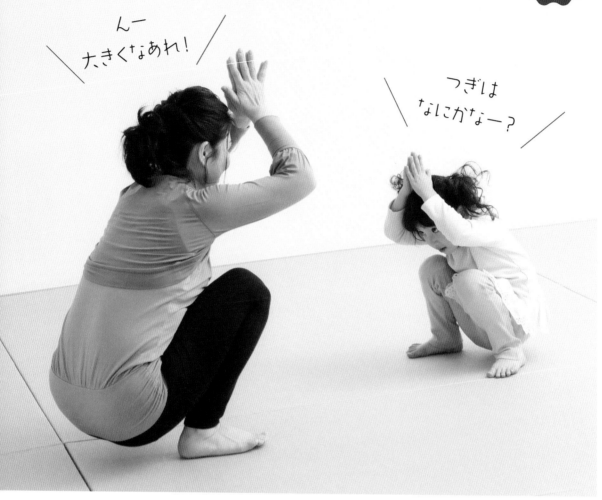

んー
大きくなあれ！

つぎは
なにかなー？

+ + + + + + + + + + + + + + +

大きくなったり、小さくなったり！

+ + + + + + + + + + + + + + +

親子で最初頭の上に手を合わせてしゃがんでいます。
親の「大きくなあれ」の声で子どもは立ち上がります
が、その間に「小さくなあれ」とすかさず号令をかけ
ます。完全に立ち上がる前に、素早く何度も「大きく
なあれ」と「小さくなあれ」をくり返しましょう。

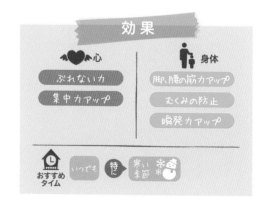

効果

♥心

ぶれない力
集中力アップ

身体

脚、腰の筋力アップ
むくみの防止
瞬発力アップ

おすすめ
タイム
いつでも
特に 寒い
季節

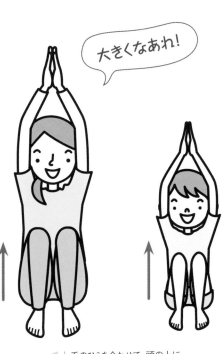

大きくなあれ!

小さくなあれ!

くり返す

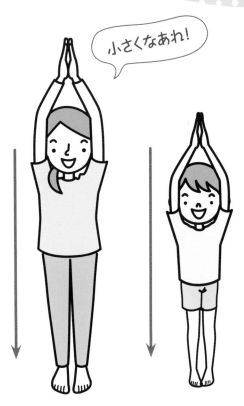

1 手のひらを合わせて、頭の上に
　置いて座ります。「大きくなあ
　れ」で立ち上がります。

2 「小さくなあれ」で小さくなります。
　立ち上がるところまで、何度もくり
　返します。

papa mama
アドバイス

完全に立ち上がれないように
素早く「大きくなあれ」「小さ
くなあれ」の号令をかけて、も
りあげましょう。

Check!

リズムよく
声をかけよう

「大きくなあれ」なのか、「小
さくなあれ」なのか、どっちか
分からなくなるゲーム性を持
たせ、緊張感のなかでやるの
が成功のコツです。単調に
ならず、途中でリズムを変え
てたくさん笑えるように楽しん
でください。笑うことで免疫
力アップにもつながります。

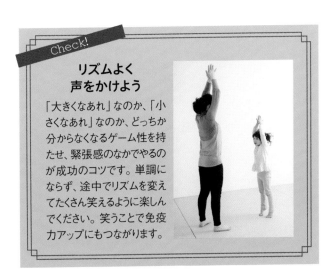

背中のストレッチ

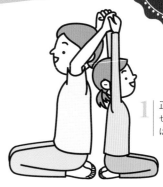

年齢 **3** 歳〜

むずかしさ ★

のびのび背中〜。
あー、気持ちいい。

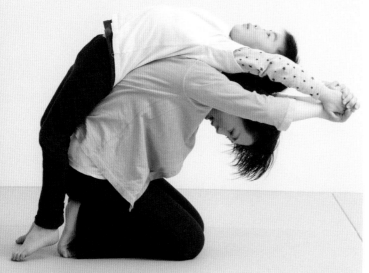

1 正座で背中合わせで座り、手を伸ばしてつなぎます。

はく

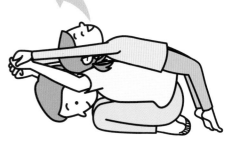

2 親が前屈し、子どもは脱力。次に、大きな子であれば子どもが前屈し、親が脱力します。

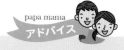
papa mama
アドバイス

背中はいろいろな表情をもちます。安らかな背中、けわしい背中、やさしい背中、さみしい背中。どんな背中でも、親子で背中を合わせれば楽しい背中になります。

背中が広がると、気持ちも広がる

背中合わせに座って、親は前屈し呼吸を合わせて子どもの小さな背中を大きく引っ張ってあげましょう。大きな呼吸とともに深いやすらぎと幸せが湧いてきて、リラックス効果をもたらします。また胃腸も伸ばされるので、自律神経を整えてくれます。

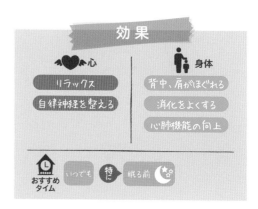

効果

心
- リラックス
- 自律神経を整える

身体
- 背中、肩がほぐれる
- 消化をよくする
- 心肺機能の向上

おすすめタイム | いつでも | 特に 眠る前

タオルで綱引き

年齢 **2** 歳〜
むずかしさ
★

負けないぞ〜。
うんとこしょ、どっこいしょ〜。

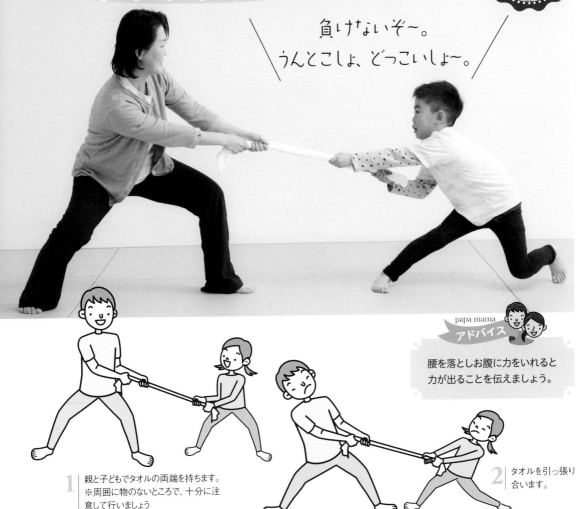

papa mama
アドバイス

腰を落としお腹に力をいれると
力が出ることを伝えましょう。

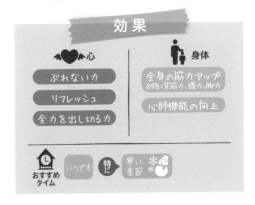

1 親と子どもでタオルの両端を持ちます。
※周囲に物のないところで、十分に注
意して行いましょう

2 タオルを引っ張り
合います。

脚の力、肚の力、ふんばる力をやしなう

重いものをうごかすには、全身の力をいれなければな
りません。同じように力をいれているつもりでも、腰
の位置を低くして、両足でふんばると、力を出し切る
ことができます。全力を出し切ることは心地よく、コ
ツが必要であることを学びましょう。

効果

♥ 心

- ぶれない力
- リフレッシュ
- 全力を出し切る力

👤 身体

- 全身の筋力アップ
  ※特に：背筋力、握力、脚力
- 心肺機能の向上

おすすめ
タイム | いつでも | 特に | 寒い
季節 ❄️☃️

Part 3 どうぶつヨガ

もともとヨガには、動物のうごきを取り入れたポーズがたくさんあります。そんな動物ポーズをもとに、アレンジを加えました。動物のまねをしながら楽しんでみましょう。

※プログラムの組み方については P104を見てみましょう

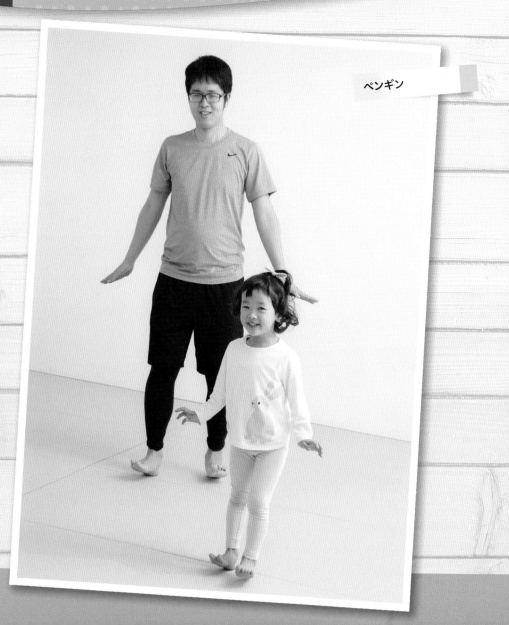

ペンギン

「ラッコ・金魚」(P66、79)

どうぶつヨガ について

子どもたちは動物が大好き。動物になりきっているうちに、自然とヨガのポーズができるようになる、それが「どうぶつヨガ」です。動物の真似をしてうごき回ったり、ポーズをとったりすることは、想像力や表現力を育むことにもつながります。家族でポーズをとるうちに、オリジナルのポーズを思いついたらしめたもの。家族一生の思い出になります。

お試しレッスン動画

ゾウ

どうぶつヨガとは?

今までのヨガのイメージ

お母さんだけが行う
エクササイズ MAMA

▼

どうぶつヨガのイメージ

MAMA
PAPA
BOKU
WATASHI

親子で動物ごっこを
しながらヨガを楽しめる

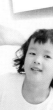

トンボ

ネコ

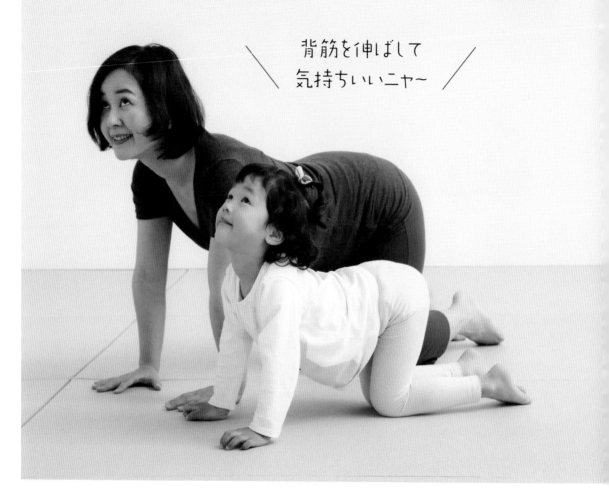

背筋を伸ばして
気持ちいいニャ〜

優雅さはしなやかな背骨から

息をはきながら背中を丸め、息をすいながら背中をそらせます。呼吸に合わせて大きく背骨をうごかしているうちに、背中がほぐれて、全身がしなやかになり、さらに大きな呼吸ができるようになります。ネコのように何ものにもとらわれない優雅さが身に付きます。

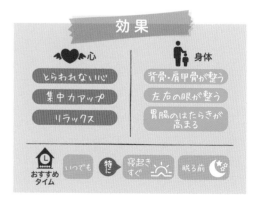

効果

心

- とらわれない心
- 集中力アップ
- リラックス

身体

- 背骨・肩甲骨が整う
- 左右の眼が整う
- 胃腸のはたらきが高まる

おすすめタイム ‖ いつでも ‖ 特に 寝起きすぐ ‖ 眠る前

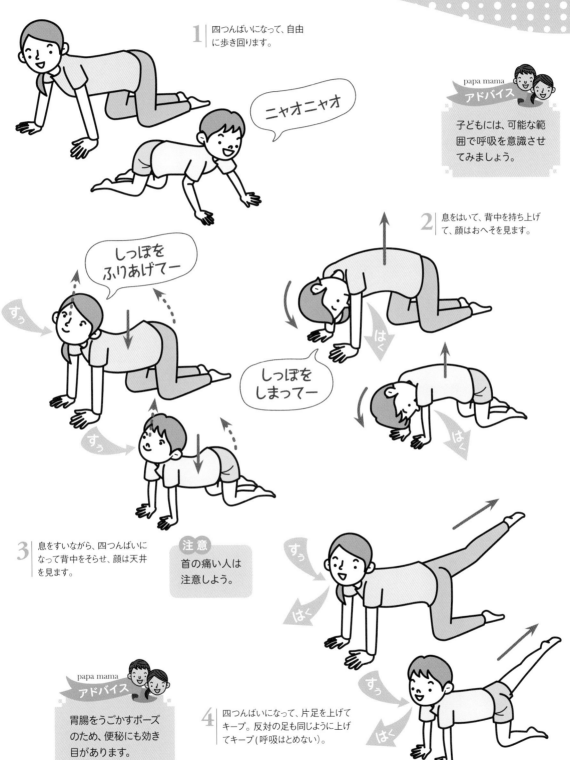

1 | 四つんばいになって、自由
に歩き回ります。

ニャオニャオ

papa mama
アドバイス
子どもには、可能な範
囲で呼吸を意識させ
てみましょう。

2 | 息をはいて、背中を持ち上げ
て、顔はおへそを見ます。

しっぽを
ふりあげてー

しっぽを
しまってー

すぅ

すぅ

はく

はく

Part **3**

どうぶつヨガ

3 | 息をすいながら、四つんばいに
なって背中をそらせ、顔は天井
を見ます。

注意
首の痛い人は
注意しよう。

すぅ

はく

すぅ

はく

papa mama
アドバイス
胃腸をうごかすポーズ
のため、便秘にも効き
目があります。

4 | 四つんばいになって、片足を上げて
キープ。反対の足も同じように上げ
てキープ(呼吸はとめない)。

ヘビ（コブラ）

年齢 **2** 歳〜
むずかしさ
★★

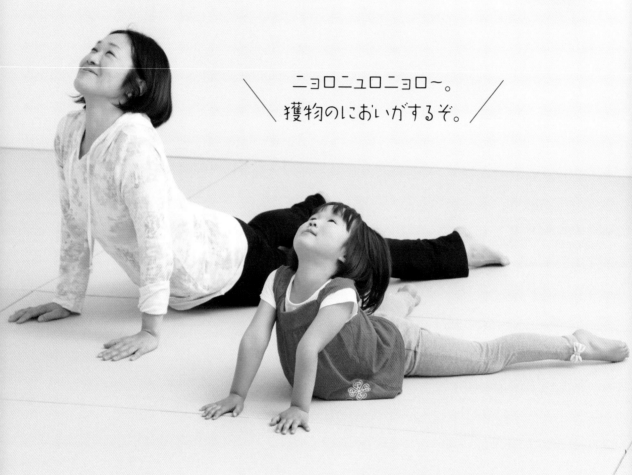

ニョロニョロニョロ〜。
獲物のにおいがするぞ。

ニョロニョロ動くとどんな気分？

ヘビは生命力の象徴です。手足がないため地面をはって移動し、においに敏感で、とっさにうごき獲物をおそいます。背骨を柔らかくまんべんなく使ってしっかりとそると、ヘビのように底知れぬ元気が湧き、腎臓や肝臓など身体の裏側の臓器のはたらきを高めます。

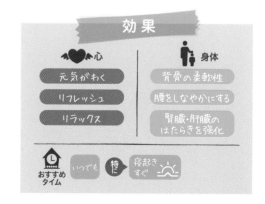

効果

心
- 元気がわく
- リフレッシュ
- リラックス

身体
- 背骨の柔軟性
- 腰をしなやかにする
- 腎臓・肝臓のはたらきを強化

おすすめタイム ／ いつでも ／ 特 寝起きすぐ

1 | 腹ばいで、手を前に伸ばし、足の親指で床をけるようにニョロニョロと前進します。

ニョロニョロ

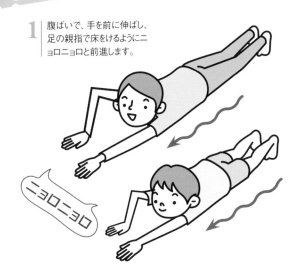

2 | ひじをつけて上体をあげて、天井を見ます。

3 | そのまま後ろをふりむきます。反対も行います。

4 | ひじを伸ばして、天井を見ます（キングコブラのポーズ）。

5 | うつぶせで寝転がり、力をぬきます。

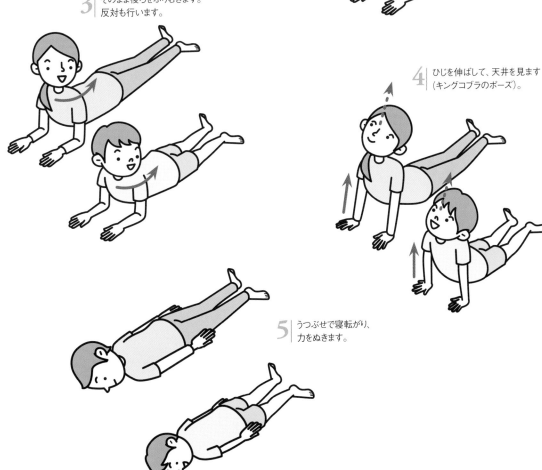

ライオン

年齢 **2** 歳〜
むずかしさ
★★

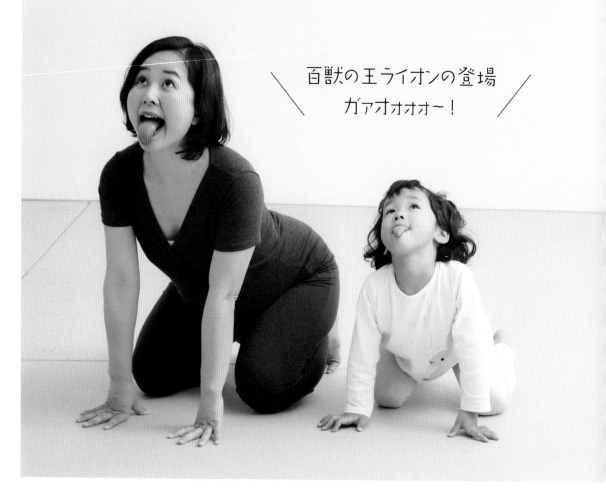

百獣の王ライオンの登場
ガァオオオオ〜！

お腹の底から吠え、百獣の王になろう

ひと吠えでまわりの動物を震え上がらせてしまう百獣の王ライオン。そんな王者の風格で歩いて、お腹の底から吠えましょう。全身の筋肉をきたえられると同時に、呼吸器をきたえて、のどを清潔に保つ効果も。表情を豊かにし、表現力をアップさせます。

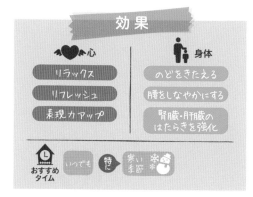

効果

♥ 心
- リラックス
- リフレッシュ
- 表現力アップ

👤 身体
- のどをきたえる
- 腰をしなやかにする
- 腎臓・肝臓のはたらきを強化

おすすめタイム いつでも 特に 寒い季節

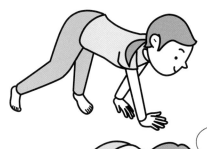

1 | 四つんばいで、「のっしのっし、ガァォ〜」と歩きます。

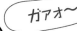

ガアオ〜

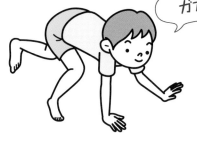

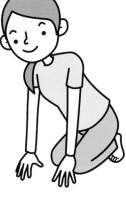

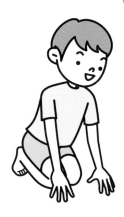

2 | 正座で座り、両足のつまさきを立てて、両手の指で床を押します。

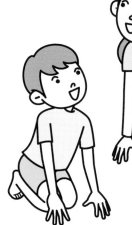

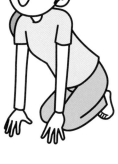

3 | 背中を伸ばして、のどを伸ばし、顔をあげます。

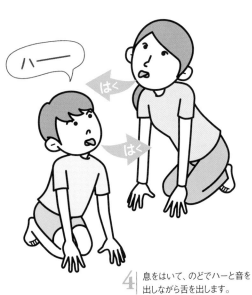

ハー

はく

はく

4 | 息をはいて、のどでハーと音を出しながら舌を出します。

papa mama
アドバイス

「ハー」と喉の奥からしぼり出すように、思い切って声を出します。いらないものを全部出し切るようにするとすっきりします。

キリン

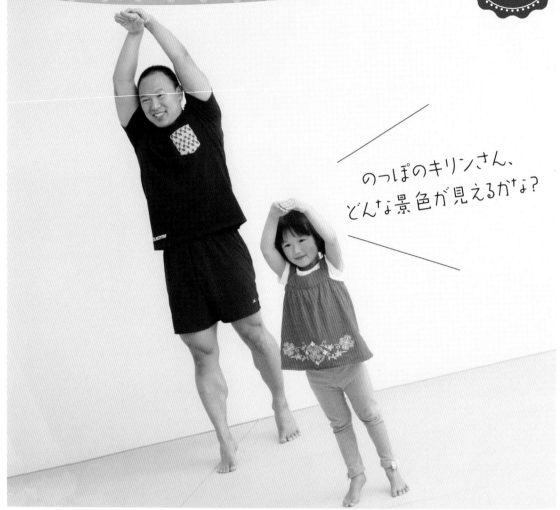

のっぽのキリンさん、どんな景色が見えるかな?

キリンのつもりで背中を伸ばして歩く

両手を高く伸ばして、つま先立ちをして進みます。キリンになったつもりで、遠くを眺めながら、優雅に歩いてみましょう。背伸びをしながらバランスを保つことで、全身の筋肉がきたえられますが、特に引きしまった脚と背中をつくり、美しい後ろ姿になります。

効果

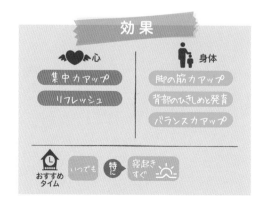

心
- 集中力アップ
- リフレッシュ

身体
- 脚の筋力アップ
- 背部のひきしめと発育
- バランス力アップ

おすすめタイム L | いつでも | 特に 寝起きすぐ

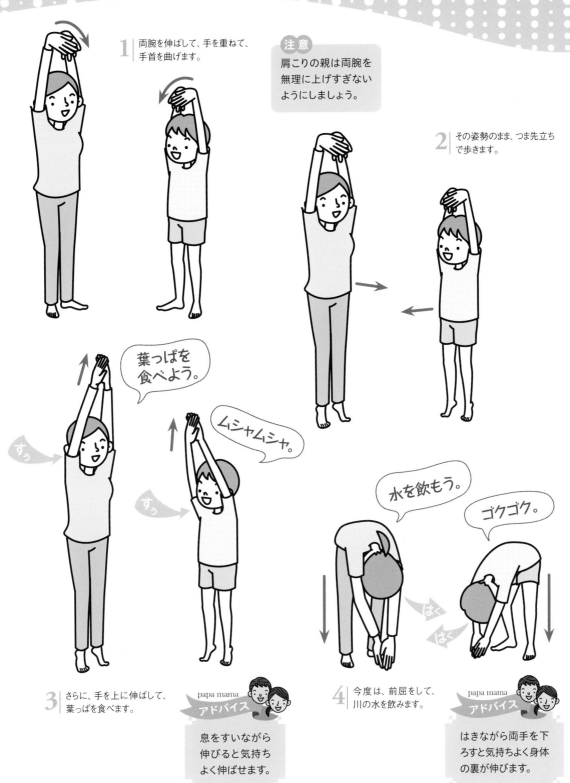

1 両腕を伸ばして、手を重ねて、手首を曲げます。

注意
肩こりの親は両腕を無理に上げすぎないようにしましょう。

2 その姿勢のまま、つま先立ちで歩きます。

葉っぱを食べよう。

ムシャムシャ。

すぅ

すぅ

3 さらに、手を上に伸ばして、葉っぱを食べます。

papa mama **アドバイス**
息をすいながら伸びると気持ちよく伸ばせます。

水を飲もう。

ゴクゴク。

はく

はく

4 今度は、前屈をして、川の水を飲みます。

papa mama **アドバイス**
はきながら両手を下ろすと気持ちよく身体の裏が伸びます。

Part **3**

どうぶつヨガ

ラッコ

お試しレッスン動画

年齢 **2** 歳〜

むずかしさ ★★

> ぷかぷか海に浮かんで
> 貝を食べなら空をながめよう。

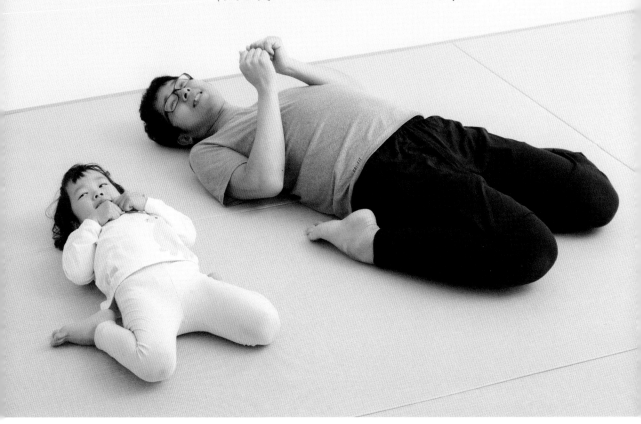

海に浮かんでみんなで空をながめよう

家族であおむけになって、ラッコになります。おへその下がよく伸びて胃腸が刺激され、便秘にもよいポーズです。腰も少しそらせたこの姿勢を心地よくできる人は、腰痛の緩和、防止になります。ひざに負担がかかるので、ひざが固い人は気を付けましょう。

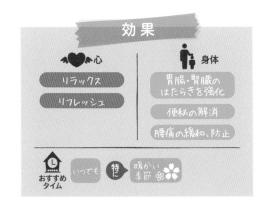

効果

心
- リラックス
- リフレッシュ

身体
- 胃腸・腎臓のはたらきを強化
- 便秘の解消
- 腰痛の緩和、防止

おすすめタイム：いつでも　特に：暖かい季節

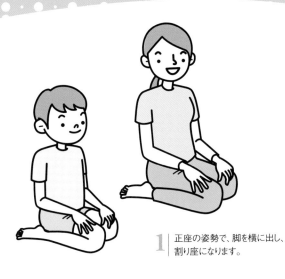

1 | 正座の姿勢で、脚を横に出し、割り座になります。

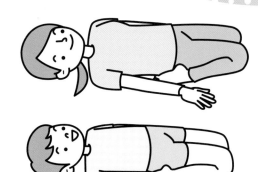

2 | ひじをついてあおむけに寝ます。

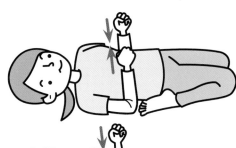

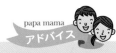

papa mama
アドバイス

両手を頭上において伸ばすと胃腸がよりよく引き伸ばされて、便秘に効果があります。

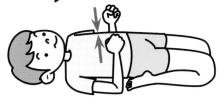

3 | 胸の前で手をグーにして、カチカチを貝をわるまねをし、むしゃむしゃ食べます。

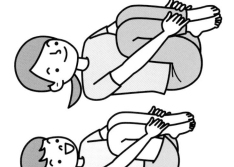

4 | 脚を伸ばして、ひざを曲げて、お腹の前でかかえます。腰をよく伸ばしましょう。

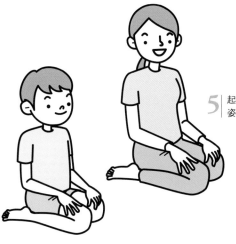

5 | 起き上がって、最初の姿勢に戻ります。

注意

● 4のもどしのポーズをしっかりと行ってください。
● ひざが痛い人は脚を伸ばして行ってください。
● 腰痛で腰をそらせるのが怖い方は、脚を伸ばした状態でOK。

クマ

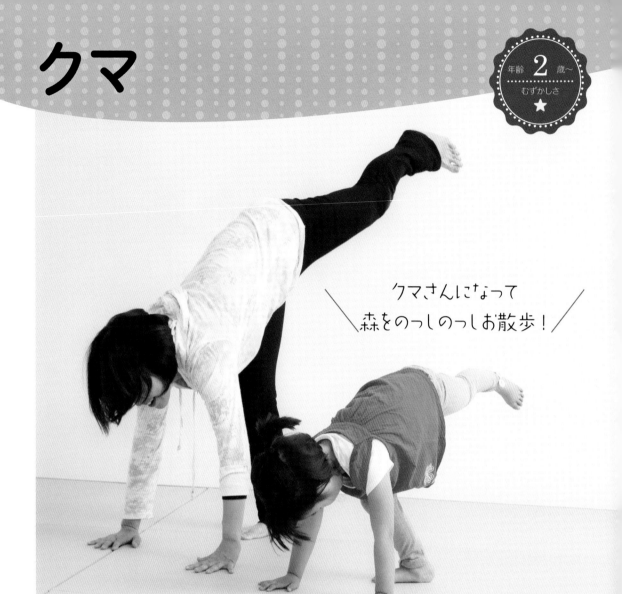

クマさんになって
森をのっしのっしお散歩！

お散歩した後は、冬眠しよう！

両手で上体をささえながら歩いたり、脚を上げるポーズをとったり、ダイナミックにうごきます。両腕が引きしまり、内臓に刺激を与え、全身のシェイプアップになります。後半では、冬眠するクマのように、静かに呼吸をします。

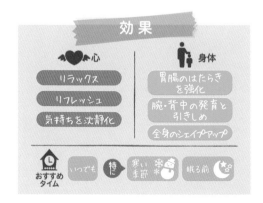

効果

♥ 心
- リラックス
- リフレッシュ
- 気持ちを沈静化

👪 身体
- 胃腸のはたらきを強化
- 腕・背中の発育と引きしめ
- 全身のシェイプアップ

おすすめタイム | いつでも | 特に 寒い季節 | 眠る前

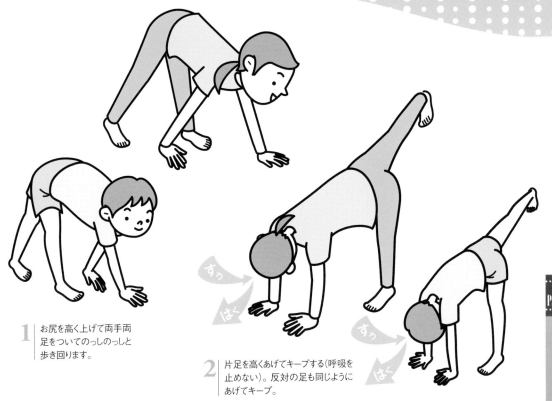

1 お尻を高く上げて両手両足をついてのっしのっしと歩き回ります。

2 片足を高くあげてキープする（呼吸を止めない）。反対の足も同じようにあげてキープ。

冬眠中の呼吸をしよう

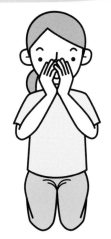
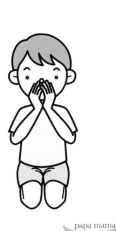

3 正座になり、両手を丸くして、鼻と口をかこむようにします。

papa mama
アドバイス

「冬眠しているクマさんになるよー」と声をかけて、そのままお昼寝もOKです。

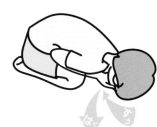
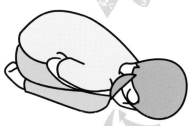

4 そのままうずくまって、まるくした手の反対側を床につけて、ゆっくりと呼吸します。

コアラ

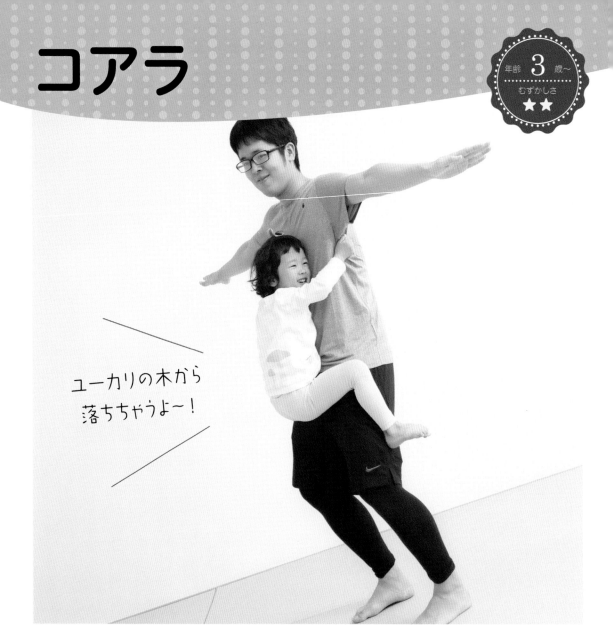

ユーカリの木から
落ちちゃうよ〜！

木から落ちないようにしがみつこう

何より親の体幹がきたえられるポーズですが、そんな
身体への効果以上に、親子のスキンシップがとれるポー
ズです。肌を合わせることは子どもの発育に非常に
大切です。大きくなった子どもでも、お父さん、お母
さんに思い切りしがみつけるのはうれしいものです。

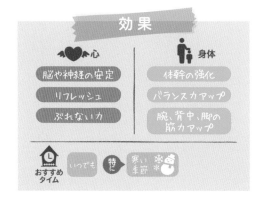

効果

心
- 脳や神経の安定
- リフレッシュ
- ぶれない力

身体
- 体幹の強化
- バランス力アップ
- 腕、背中、脚の筋力アップ

おすすめタイム いつでも｜特に 寒い季節

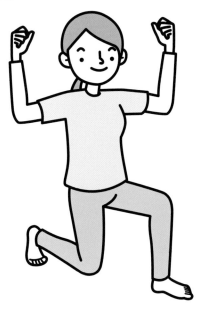

いろんなところからしがみつく

子どもは、横から、後ろから、いろいろなしがみつき方を
します。腰痛のある親は様子を見ながら行いましょう。

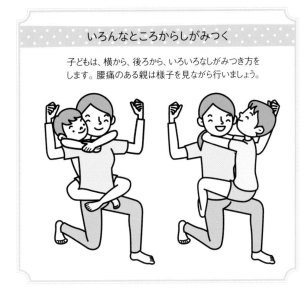

1 | 親は片ひざをついてユーカリの
木になります。

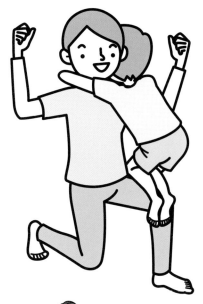

2 | 子どもがコアラのようにユーカリの木
にしがみつきます。

papa mama
アドバイス

子どもは無理によじのぼって
くることもあるので、高い所
からの落下に注意しましょう。

Check!

パパの大木で
木登りしよう！

親に力が必要ですが、両
ひざを開いて腰を落とした
姿勢で行ってみるのも楽
しめます。子どもは、木登
りをするように登り始めま
す。親は、子どもが登りや
すい姿勢をとりましょう。子
どもは全身の筋力の発育
や姿勢の改善、バランス
力をやしなえます。

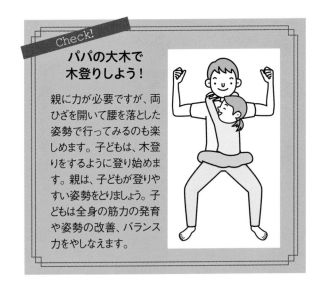

Part**3**

どうぶつヨガ

ウサギ

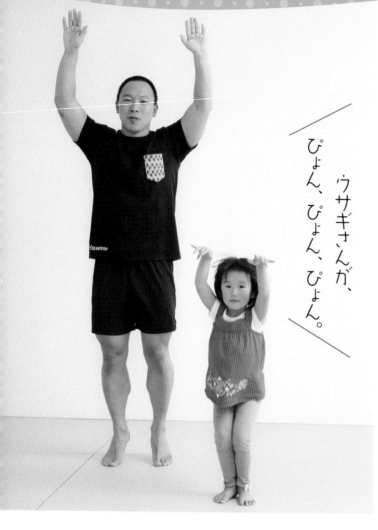

ウサギさんが、ぴょん、ぴょん、ぴょん。

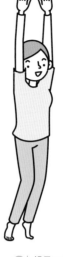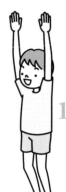

1 両手をあげて、両足とびでうごき回ります。

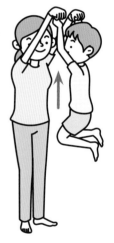

2 親子で向き合い手をつなぎ、子どもがジャンプしたら、少し手を引きます。

注意
腰痛の人は注意。

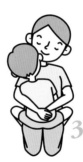

3 親が正座で座って、子どもを抱っこします。

ウサギになって大ジャンプ！

ぴょんぴょんと両足跳びで跳ねます。その後、親子で手をつなぎ１,２のジャンプ！のリズムで親が手伝い、子どもは高くジャンプ。恐がる子もいるので最初は加減しましょう。最後にうさぎの赤ちゃんになって、ハグして思いっきり甘えさせます。

効果

♥ 心	👤 身体
親への信頼感	脚・腰の筋力アップ（子）
ぶれない力	跳躍力をやしなう（子）
リフレッシュ	上腕の引きしめ（親）

おすすめタイム ⏰ いつでも　特に　寒い季節 ❄

イヌ

両手で床を押しまーす！

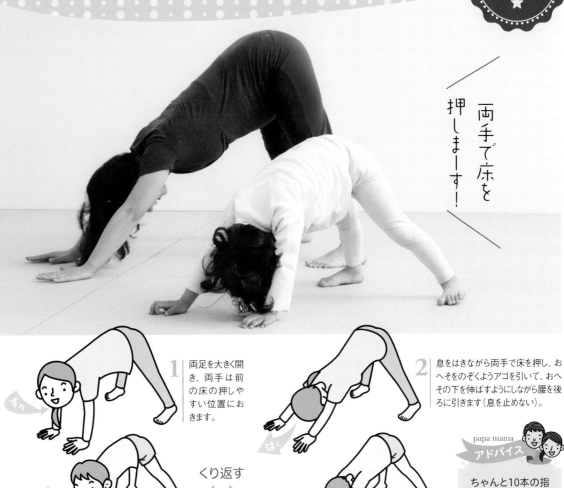

1 両足を大きく開き、両手は前の床の押しやすい位置におきます。

すぅ
はく

くり返す

すぅ
はく

2 息をはきながら両手で床を押し、おへそをのぞくようアゴを引いて、おへその下を伸ばすようにしながら腰を後ろに引きます（息を止めない）。

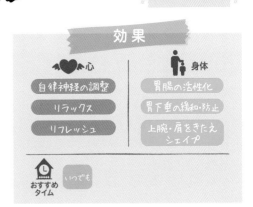

papa mama
アドバイス

ちゃんと10本の指で押せているかなと声をかけましょう。

気持ちよく伸びをしている犬になる

犬は、ぐっと地面を押しておへその下や、背骨を伸ばす動作をします。背骨を整え、胃腸を楽にぶらさげて、神経の調整をしているのでしょう。私たちもときには、背骨とおへその下をよく伸ばして全身を調整をしましょう。コンスタントに行いたいポーズのひとつです。

効果

♡ 心
- 自律神経の調整
- リラックス
- リフレッシュ

身体
- 胃腸の活性化
- 胃下垂の緩和・防止
- 上腕・肩をきたえシェイプ

おすすめタイム　いつでも

73

ゾウ

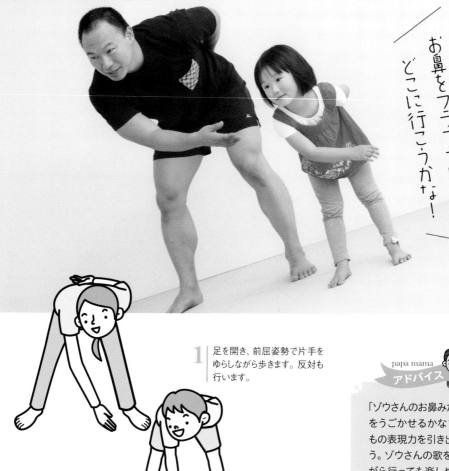

お鼻をブラブラゆらして
どこに行こうかな！

1 | 足を開き、前屈姿勢で片手を
ゆらしながら歩きます。反対も
行います。

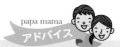
papa mama
アドバイス

「ゾウさんのお鼻みたいに、手
をうごかせるかな？」と子ど
もの表現力を引き出しましょ
う。ゾウさんの歌をうたいな
がら行っても楽しめます。

ゾウさんのように柔らかく腕をふる

力を入れるのは簡単でも、力を抜くのは意外とむずか
しいものです。肩の力、腕の力を抜いて、ゾウの鼻の
うごきをしてみましょう。家族で肩の力を抜いて、楽
しくストレッチしてください。肩回りの緊張がほどけ、
すっきりします。逆も同様に行います。

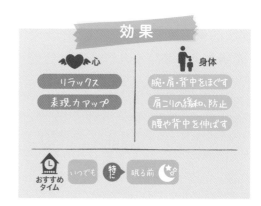
効果

❤ 心	👪 身体
リラックス	腕・肩・背中をほぐす
表現力アップ	肩こりの緩和、防止
	腰や背中を伸ばす

おすすめ
タイム | いつでも | 特に | 眠る前

ペンギン

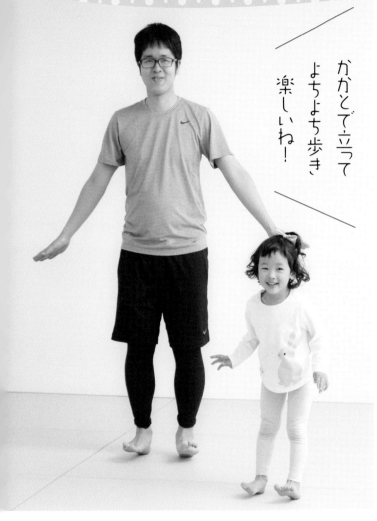

かかとで立って
よちよち歩き
楽しいね！

1 手で羽を作って、かかとで歩き回ります。

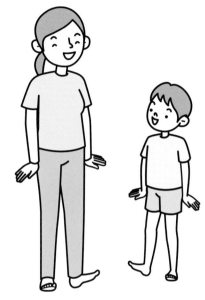

Part **3**

どうぶつヨガ

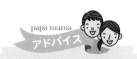

papa mama
アドバイス

足指と足首のほぐしを行っておくと上手くできます。

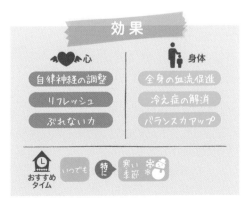

姿勢のよいペンギンさんになろう！

胸を張り、かかとで歩きましょう。意外とむずかしいうごきです。腰から背中、膝の裏と普段あまり使わない身体の裏側がよく伸びます。土踏まずの形成にも効果的です。それによって、全身の血流がよくなって、冷え症の解消、神経が整い頭もすっきりします。

効果

心	身体
自律神経の調整	全身の血流促進
リフレッシュ	冷え症の解消
ぶれない力	バランス力アップ

おすすめタイム　いつでも　特に　寒い季節

アヒル

ぐわーぐわー、
アヒルさん。
おしりをふりふり
歩きます。

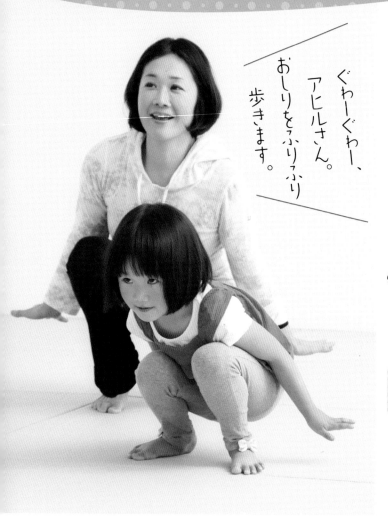

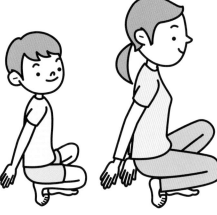

1 | かがんで、手を羽にして、
歩き回ります。

注意

ひざ痛、腰痛の人は、痛い時はひかえましょう。

papa mama
アドバイス

このポーズの前に、足首のほぐし
（P23）をやるとうまく行えます。

アヒルになりきって座り歩き

このポーズには、足首の柔らかさ、両脚の腰の筋力が必要になります。最近は、椅子と机の生活が多くなっていますが、このポーズを通して、昔の日本の生活の中できたえられた筋力をやしなえます。立ったり座ったりする脚、腹、腰の力、つまり肚の力がつきます。

効果

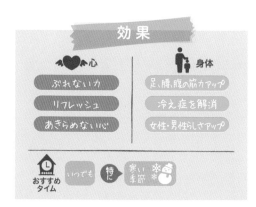

❤️心
- ぶれない力
- リフレッシュ
- あきらめない心

👪身体
- 足、腰、腹の筋力アップ
- 冷え症を解消
- 女性・男性らしさアップ

おすすめ
タイム
いつでも 特に 寒い季節

カエル

ぴょんぴょん、
跳ぶよ！

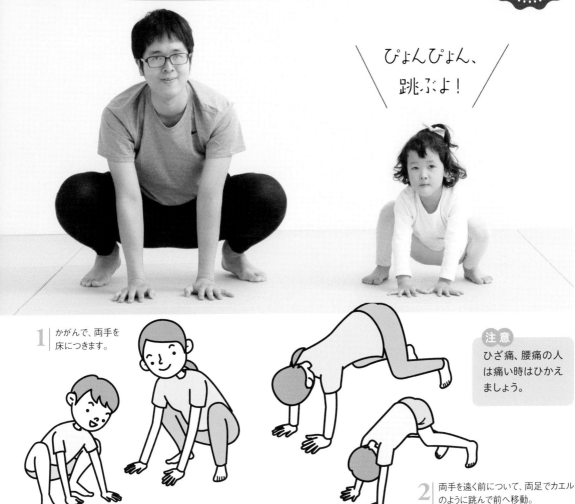

Part3
どうぶつヨガ

1 かがんで、両手を床につきます。

注意
ひざ痛、腰痛の人は痛い時はひかえましょう。

2 両手を遠く前について、両足でカエルのように跳んで前へ移動。

ふんわり遠くに跳んでみよう

下半身は人間の根っこ。しっかりきたえられると、粘り強い子どもに育ちます。両手をついて、両足で床をけって着地する一連の動作で、腕で体を支える支持力もつきます。大きい子はより遠くに手をつけて、お尻を高くあげてみましょう。

効果

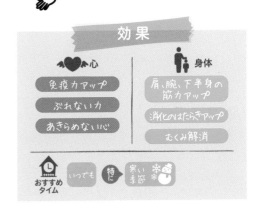

♥ 心
- 免疫力アップ
- ぶれない力
- あきらめない心

👤 身体
- 肩、腕、下半身の筋力アップ
- 消化のはたらきアップ
- むくみ解消

おすすめタイム | いつでも | 特に | 寒い季節

77

リス

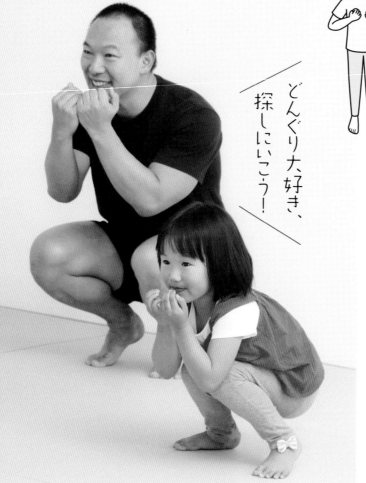

どんぐり大好き、探しにいこう！

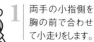

1 両手の小指側を胸の前で合わせて小走りをします。

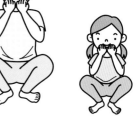

2 足の裏全体を床につけて座り、どんぐりを食べます。

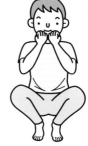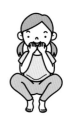

3 かかとをあげてつま先に体重をのせてバランスをとり、両方の手でどんぐりを食べます。

注意
足首の腱の長さから、かかとが床につかない人もいるので、無理をしない。

リスになって、つま先歩き

リスのようにちょこまかうごいてどんぐりを食べるポーズです。足裏全体を床につける座り方は足首の柔軟性が必要。足首が柔らかいと、転倒も少なく、転んでも大事に至りません。また、肚の力、つまりおへその下（丹田）のバランス力もきたえられます。

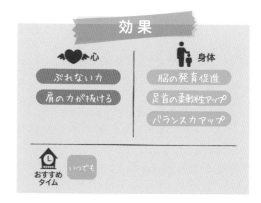

効果

心
- ぶれない力
- 肩の力が抜ける

身体
- 脳の発育促進
- 足首の柔軟性アップ
- バランス力アップ

おすすめタイム　いつでも

金魚

年齢 **2** 歳〜
むずかしさ
★★

ゆらゆら尾ひれを
うごかすように……

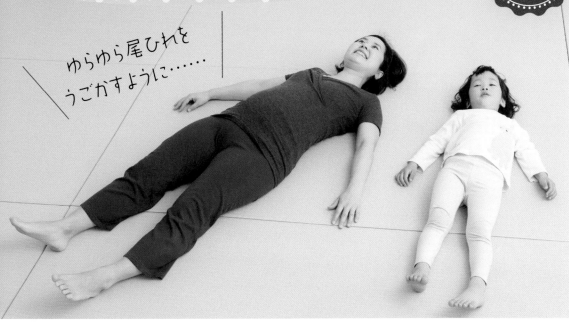

Part **3**

どうぶつヨガ

---

1 仰向けに寝転がります。全身の力をぬいて、腰を中心に身体を左右にゆらします。

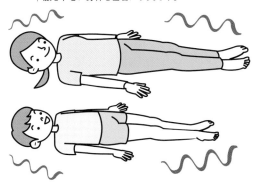

できないときは親がサポート

小さい子の場合は、親が子どものお腹をくるくるとマッサージするようにゆらします。少し大きい子の場合は腰の両側にふれて、左右にゆらします。力をぬくように声をかけやさしくゆらしましょう。

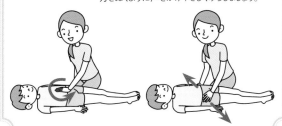

背骨をふにゃふにゃ楽にしよう

身体の中心の背骨の内側には、頭と身体をつなぐ神経が通っています。膨大な情報をやり取りするこの神経は、ふにゃふにゃうごかすことで、ゆるませたり、休ませたりできます。特に季節の変わり目や調子が落ちているときに行うとリフレッシュできます。

効果

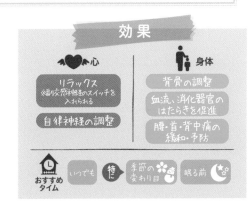

心

リラックス
※副交感神経のスイッチを
入れられる

自律神経の調整

身体

背骨の調整

血流、消化器官の
はたらきを促進

腰・首・背中痛の
緩和・予防

おすすめ
タイム

いつでも

特に

季節の
変わり目

眠る前

79

虫

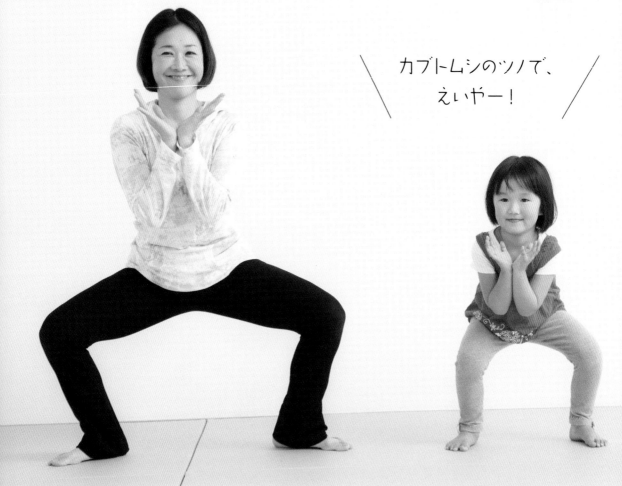

カブトムシのツノで、
えいやー！

いろいろな虫のまねをしてみよう

カブトムシとクワガタムシのポーズは、手で角の形を
作ってスクワットし、虫の力強さをまねしてみます。ト
ンボのポーズは大きく両手を広げて片足立ちバランス。
脚力、肚の力がつきます。ダンゴムシのポーズは、胃
腸が刺激され、便秘の解消になります。

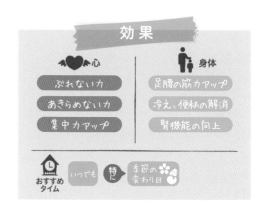

効果

❤ 心

- ぶれない力
- あきらめない力
- 集中力アップ

👪 身体

- 足腰の筋力アップ
- 冷え、便秘の解消
- 腎機能の向上

🕐 おすすめ
タイム　｜　いつでも　｜　特に　｜　季節の
変わり目🌸

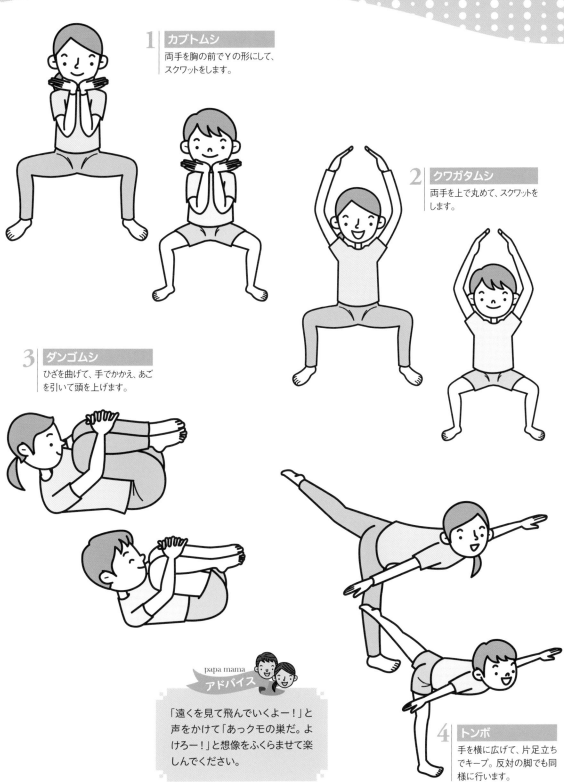

1 カブトムシ

両手を胸の前でYの形にして、スクワットをします。

2 クワガタムシ

両手を上で丸めて、スクワットをします。

3 ダンゴムシ

ひざを曲げて、手でかかえ、あごを引いて頭を上げます。

papa mama
アドバイス

「遠くを見て飛んでいくよー！」と声をかけて「あっクモの巣だ。よけろー！」と想像をふくらませて楽しんでください。

4 トンボ

手を横に広げて、片足立ちでキープ。反対の脚でも同様に行います。

Part4 連続ポーズ

ここでは、いくつかのポーズを連続で行っていく、ちょっと長めにヨガを楽しめるプログラムを紹介します。いくつかのポーズを組み合わせることで、より効果的なヨガを楽しみましょう。

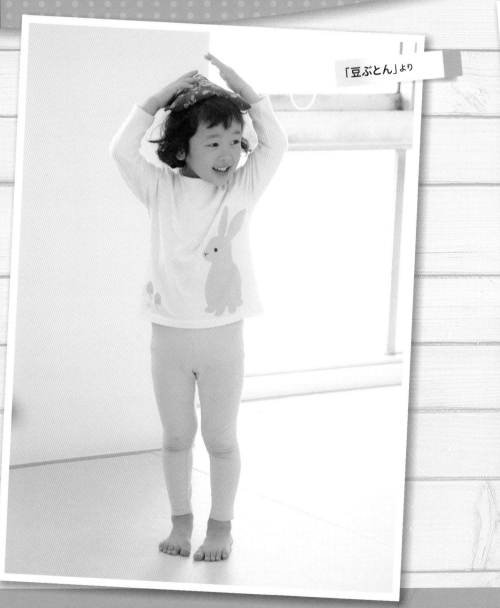

「豆ぶとん」より

連続ポーズ について

子どもはごっこの世界であそぶのが大好き。どんどんイメージをふくらませていきます。連続ポーズをしながら、その流れにこめられたストーリーを楽しめます。何組かの親子が集まったとき、また子どもだけでもできるので、幼稚園や保育園で行うのもおすすめです。

お試しレッスン動画

「宇宙旅行」(P94)

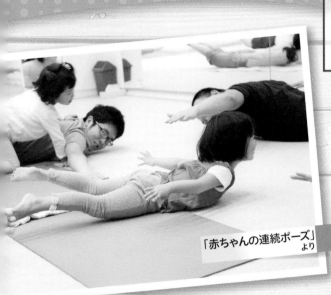

「赤ちゃんの連続ポーズ」より

連続ポーズの おすすめタイミング

- 子どもがヨガになれた
- 親子サークルで
- 長めにヨガをしたい
- 家族みんながそろった
- 週末で時間がある
- 日課としてやりたい
- ヨガをもっとやりたい

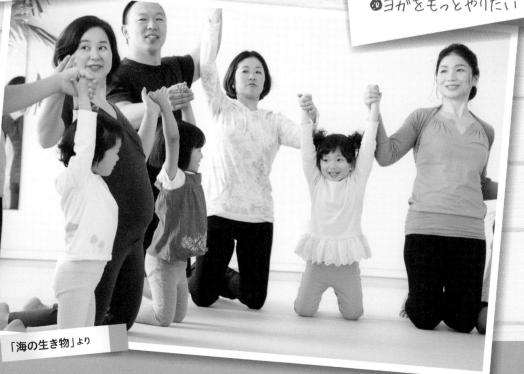

「海の生き物」より

赤ちゃんのポーズ

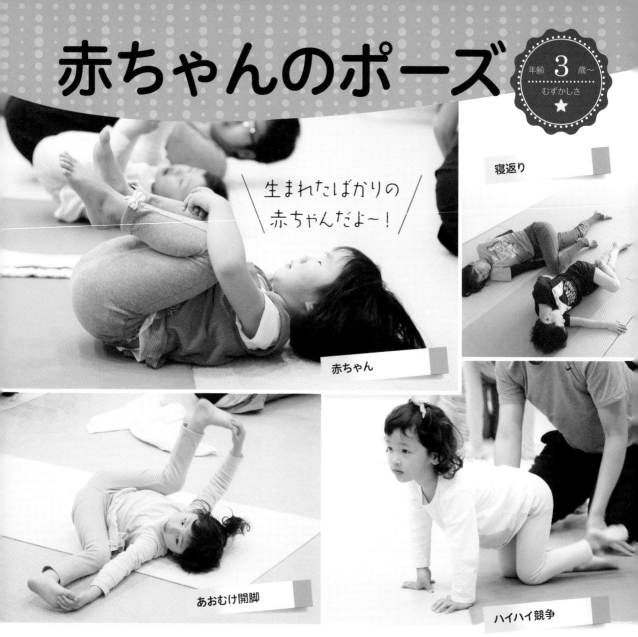

生まれたばかりの
赤ちゃんだよ〜!

寝返り

赤ちゃん

あおむけ開脚

ハイハイ競争

かわいい赤ちゃんのまねをしよう!

歩く前の赤ちゃんは、全身をうごかして自らの力をつけ、いろいろなうごきをおぼえていきます。その過程は人類の進化とおよそ同じといわれます。それをたどることで、さらに力をつけ、身体のゆがみを調整し、柔軟性をつけましょう。

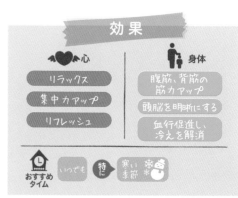

効果

心

- リラックス
- 集中力アップ
- リフレッシュ

身体

- 腹筋、背筋の筋力アップ
- 頭脳を明晰にする
- 血行促進し、冷えを解消

おすすめタイム　いつでも　特に　寒い季節

84

1 お腹の中の赤ちゃん

仰向けになり、ひざを曲げてかかえ、頭をあげ、小さく丸くなります。

papa mama
アドバイス

「頭はあがるかな?」と声をかけましょう。ただし、無理はしないように。消化、排せつにも良いポーズです。

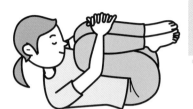

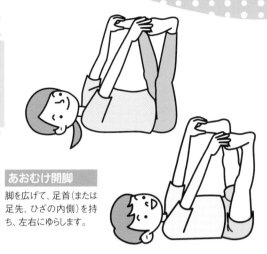

2 あおむけ開脚

脚を広げて、足首(または足先、ひざの内側)を持ち、左右にゆらします。

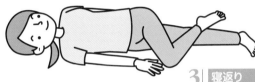

papa mama
アドバイス

「しっかり胸を上げて、羽を広げて」とポーズを意識させましょう。

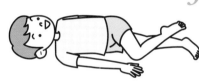

3 寝返り

片ひざを立てて、その脚と反対方向にごろんと転がり、腹ばいになります。腰をしっかり使います。

4 飛行機ブーン

お腹で支えて、手足を浮かせ伸ばします。顔もあげましょう。

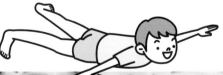

5 ハイハイ競争

ハイハイでうごきます。大きい子は競争すると夢中になります。たくさんうごいた後はシャバアーサナ(P87)で休みましょう。

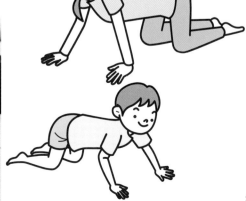

Part 4

連続ポーズ

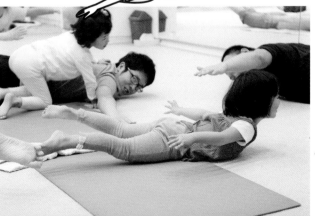

85

ピクニックごっこ

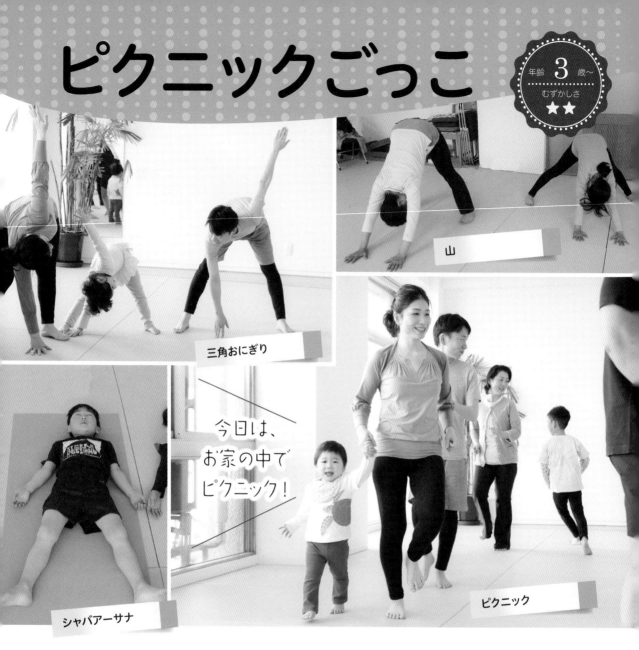

山

三角おにぎり

シャバアーサナ

今日は、
お家の中で
ピクニック！

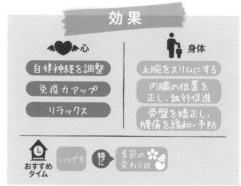

ピクニック

今日は山に行っておにぎりをたべるよ！

まずはよく知っている歌を歌いながら、元気に手を振って、家族でおうちの中を行進してみましょう。いつもの家の中でピクニック気分にひたれますよ。「あそび」や「どうぶつのポーズ」をさまざまに取り入れて、家族で一日キャンプをするのも楽しいですね。

効果

心
- 自律神経を調整
- 免疫力アップ
- リラックス

身体
- 上腕をスリムにする
- 内臓の位置を正し、血行促進
- 骨盤を矯正し、腰痛を緩和・予防

おすすめタイム いつでも　特に 季節の変わり目

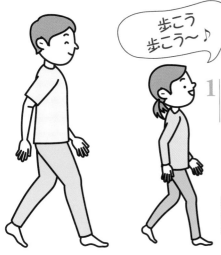

歩こう
歩こう〜♪

1 ピクニック

「ピクニックに出発!」。好きな曲に合わせて歩きます。

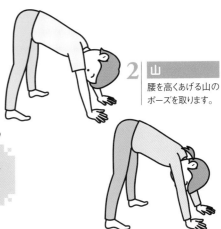

2 山

腰を高くあげる山のポーズを取ります。

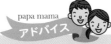
papa mama
アドバイス

おすすめの曲はトトロのテーマの「おさんぽ」です。

ヤッホ〜

3 呼吸体操

息をすって片足を一歩前へ。前の足に体重をのせ両腕を上へ伸ばし、声を出します。息をはいて前の足を元にもどします。反対も行います。

すぅ
はく

4 三角おにぎり

足を大きく開いて、手を横に広げ、片手を床に、もう一方の手を天井に伸ばします。顔も天井へ。反対も行います。

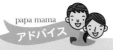
papa mama
アドバイス

「頂上についたよ、おにぎりを食べよう!」とおにぎりを一緒に食べているまねをしましょう。

すぅ
はく

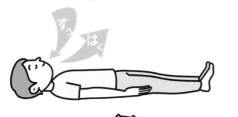

5 シャバアーサナ

仰向けになって力をぬいて手足を楽に開きリラックスします。

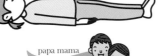
papa mama
アドバイス

横になって、「いっぱい歩いて疲れたね、ゆっくり休もう」と声をかけましょう。

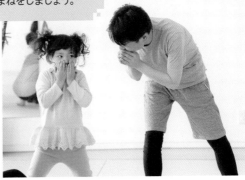

Part 4

連続ポーズ

豆ぶとん

そっと、そっと
落ちないように…。

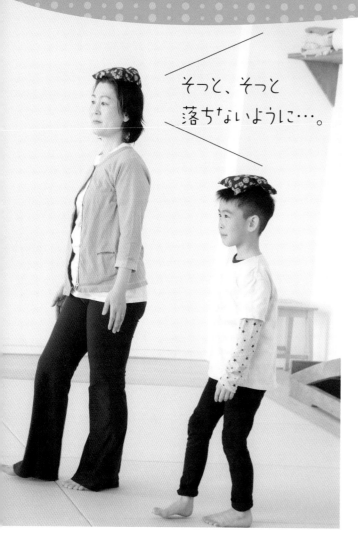

1 モデル歩き

豆ぶとんを頭にのせ、背筋を伸ばしてモデルさん歩きをします。

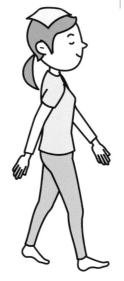
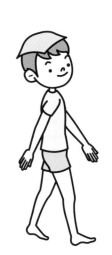

papa mama
アドバイス

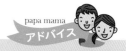

ぬいしろを含めて20×15cmの布袋に、200gほどの小豆などをいれてぬい合わせると「豆ぶとん」ができます。

お豆の入った布団「豆ぶとん」であそぼう

お手玉を大きくしたような「豆ぶとん」を使っていろいろなヨガあそびをしていきます。豆ぶとんがなければ、タオルやハンカチで代用してもOKです。足の指をしっかり使えるようになると、足が発達して、転ぶ危険が少なくなります。脳の発達もうながします。

効果

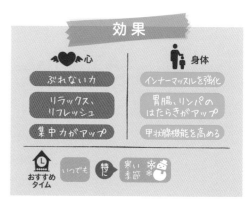

♥ 心	身体
ぶれない力	インナーマッスルを強化
リラックス、リフレッシュ	胃腸、リンパのはたらきがアップ
集中力がアップ	甲状腺機能を高める

おすすめタイム ⓛ　いつでも　特に　寒い季節 ☃

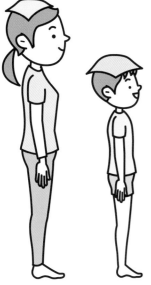

2 エレベーター

豆ぶとんをのせたまま、立ったり、
座ったりをくり返します。

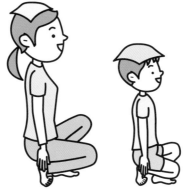

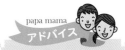
papa mama
アドバイス

「豆ぶとんを落とさないよ
うにね」と声をかけながら、
一緒にうごきましょう。

3 クレーン車

豆ぶとんを前に置き両足の指ではさん
で持ち上げます。上手くはさめないとき
は、両足でグーパーを練習しましょう。

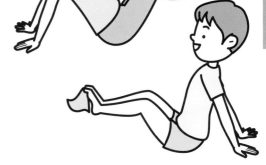

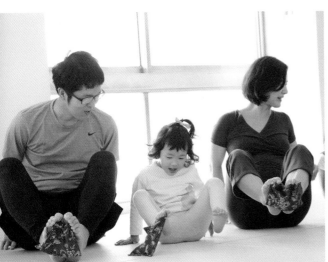

4 ダンプカー

豆ぶとんの荷物を背中にのせて
よつんばいでうごき回ります。

豆ぶとん

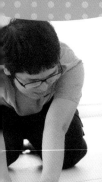

5 伸びネコ

正座で座り、前に置いた豆ぶとんの上に両手を置きます。そのまま手を前に伸ばし、お尻をあげて、高い位置でキープし、ゆっくりもどします。

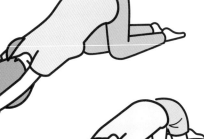

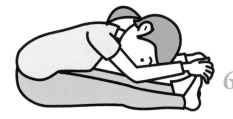

6 前屈（豆ぶとんのお散歩）

脚を伸ばして座り、ももの上に豆ぶとんを置きます。両手で豆ぶとんを持ち、脚の上を歩かせて、足首の方までいきキープ。また歩かせてもどってきます。

papa mama アドバイス

肩のまわりがきついようなら、ひじを広げて下さい。お腹の中を楽にするように呼吸します。

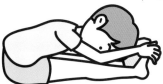

7 スキのポーズ（ロケット発射）

あおむけに寝て、足で豆ぶとんをはさみます。そのまま足を伸ばし、お尻をあげ、頭をこえたら豆ぶとんを落とします。

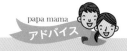

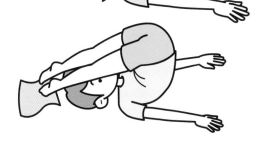

papa mama アドバイス

豆ぶとんをはなすとき「3、2、1、0、発射〜！」などのかけ声とともにやってみましょう。足は無理のないところまで伸ばし、豆ぶとんをはなしましょう。

papa mama アドバイス

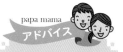

最後はシャバアーサナ（P87）でくつろぐのもおすすめです。

海の生き物

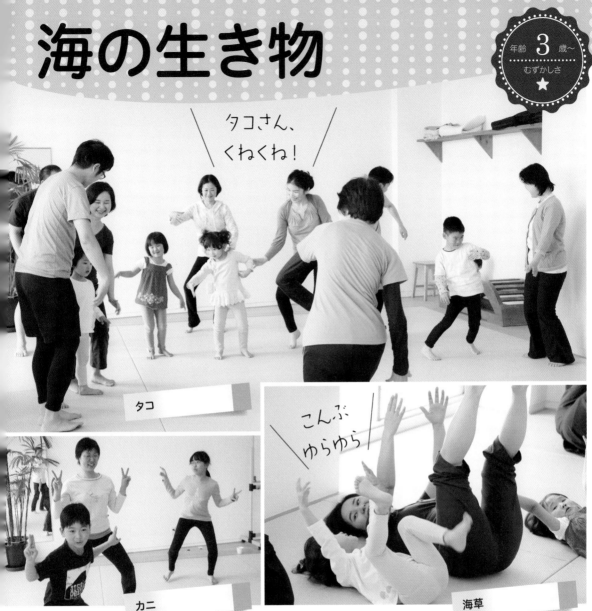

タコさん、くねくね！

タコ

カニ

こんぶ
ゆらゆら

海草

海の生き物になったつもりでうごこう！

海の世界は地上とは全くの別世界。家の中を海に見立て、魚やタコ、カニ、貝になったつもりでいろいろなうごきに挑戦してみましょう。いろんなオリジナルを考えて、海の生き物ごっこをしてみるのもおもしろいでしょう。最後はシャバアーサナでくつろぎましょう。

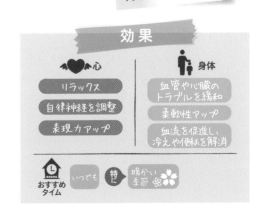

効果

♥ 心
- リラックス
- 自律神経を調整
- 表現力アップ

👤 身体
- 血管や心臓のトラブルを緩和
- 柔軟性アップ
- 血流を促進し、冷えや便秘を解消

おすすめタイム ・ いつでも ・ 特に 暖かい季節 🌸

海の生き物

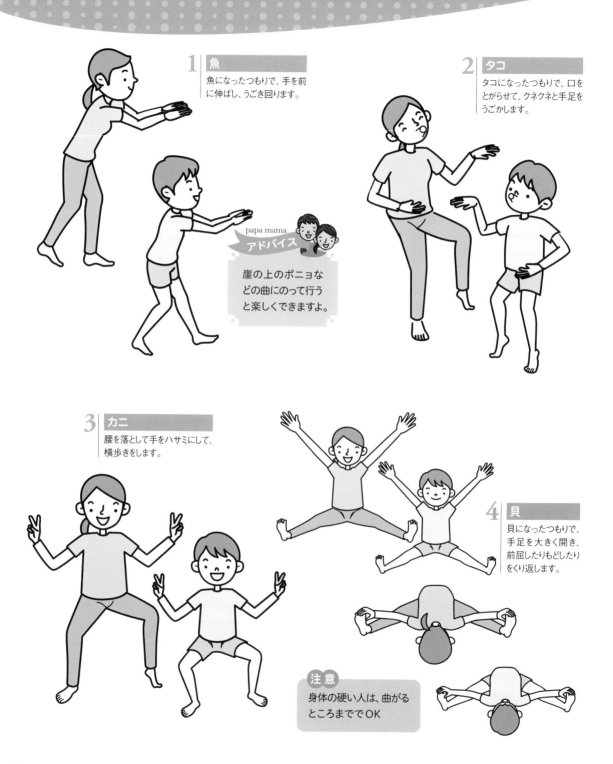

1 │ 魚
魚になったつもりで、手を前に伸ばし、うごき回ります。

2 │ タコ
タコになったつもりで、口をとがらせて、クネクネと手足をうごかします。

papa mama
アドバイス
崖の上のポニョなどの曲にのって行うと楽しくできますよ。

3 │ カニ
腰を落として手をハサミにして、横歩きをします。

4 │ 貝
貝になったつもりで、手足を大きく開き、前屈したりもどしたりをくり返します。

注 意
身体の硬い人は、曲がるところまででOK

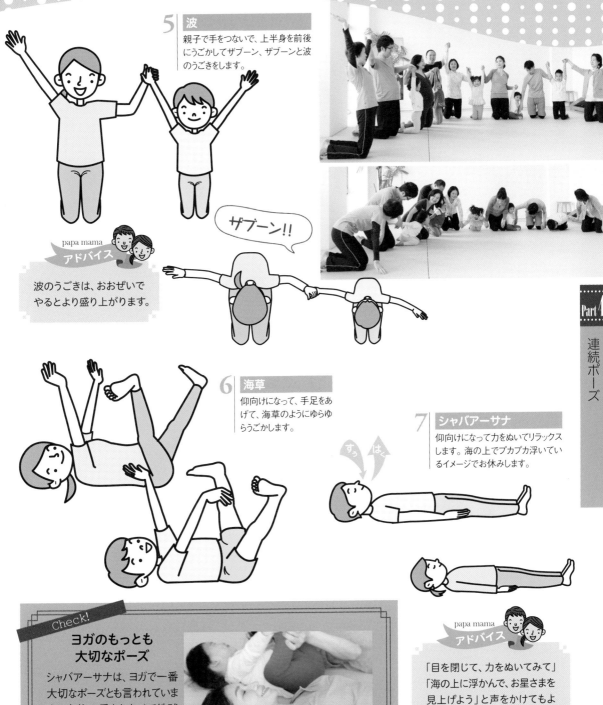

5 波

親子で手をつないで、上半身を前後にうごかしてザブーン、ザブーンと波のうごきをします。

ザブーン!!

波のうごきは、おおぜいでやるとより盛り上がります。

6 海草

仰向けになって、手足をあげて、海草のようにゆらゆらうごかします。

7 シャバアーサナ

仰向けになって力をぬいてリラックスします。海の上でプカプカ浮いているイメージでお休みします。

すぅ **はく**

Check!

ヨガのもっとも大切なポーズ

シャバアーサナは、ヨガで一番大切なポーズとも言われています。身体の重さをすべて地球にゆだねるようなつもりで、深くリラックスしてみてください。心身ともにすっきりとしますよ。

papa mama アドバイス

「目を閉じて、力をぬいてみて」「海の上に浮かんで、お星さまを見上げよう」と声をかけてもよいでしょう。

Part4

連続ポーズ

93

宇宙旅行

年齢 **2** 歳〜
むずかしさ
★

ロケット

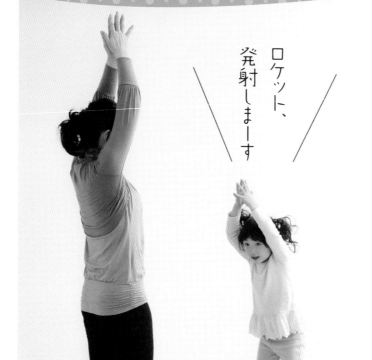

ロケットに、発射しまーす

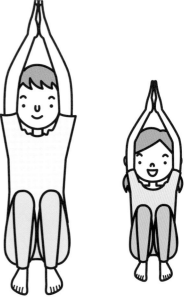

1 手を合わせて、頭の上にして座ります。

+ + + + + + + + + + +

宇宙へ飛んでお月さまと流れ星に変身！

+ + + + + + + + + + +

まずはロケットになってしゃがみ、カウントダウンをしてゼロになったら発射、高く跳び上がりましょう。どんどん空を飛んで、雲を抜けると、地球が丸く遠くに見えます。あっ！月が見えてきました。今度は、お月さまに変身して、最後に流れ星になりましょう。

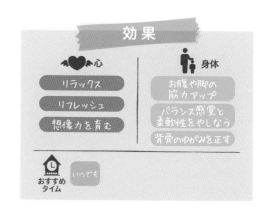

効果

♥ 心
- リラックス
- リフレッシュ
- 想像力を育む

👪 身体
- お腹や脚の筋力アップ
- バランス感覚と柔軟性をやしなう
- 背骨のゆがみを正す

おすすめタイム　いつでも

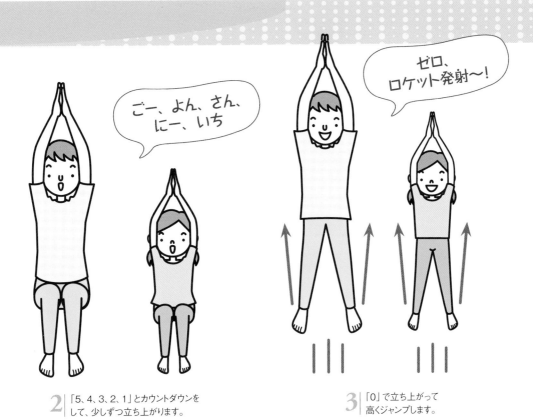

2 「5、4、3、2、1」とカウントダウンをして、少しずつ立ち上がります。

3 「0」で立ち上がって高くジャンプします。

Check!

できるだけ広いスペースをとろう

かがんだ姿勢から、少しずつ立ち上がって、いきおいをつけてジャンプします。あらかじめ周りの家具や照明などを片づけておいてぶつからないように注意しましょう。

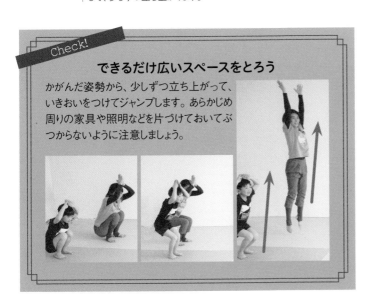

papa mama
アドバイス

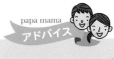

「ロケット発射〜!」のかけ声とともに、その場で子どもと一緒に飛び跳ねましょう。

95

宇宙旅行

お月さま

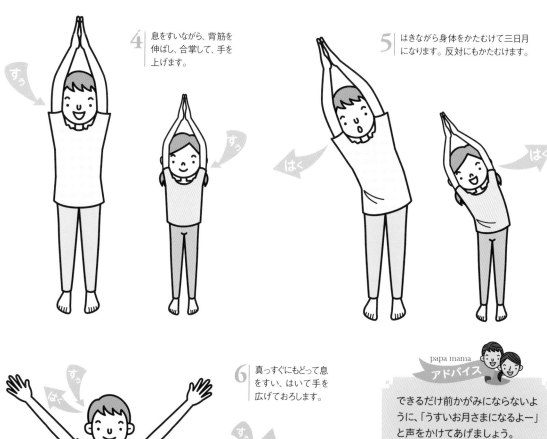

4 息をすいながら、背筋を伸ばし、合掌して、手を上げます。

5 はきながら身体をかたむけて三日月になります。反対にもかたむけます。

6 真っすぐにもどって息をすい、はいて手を広げておろします。

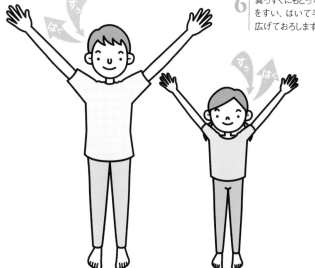

papa mama
アドバイス

できるだけ前かがみにならないように、「うすいお月さまになるよー」と声をかけてあげましょう。

Check!

「忙しい」と感じたらこのポーズをしよう

よく伸びると自然と大きな呼吸ができるようになって、心もおおらかになります。お父さん、お母さんは忙しいときこそ、ぜひこの形を行うようにしてみてください。

流れ星

7 背筋を伸ばして両手をあげ、手首を左右に回し「キラキラ」させます。

8 「キラキラ」させながら、片足で立ち、身体をななめにたおします。反対の脚でも同様に行います。

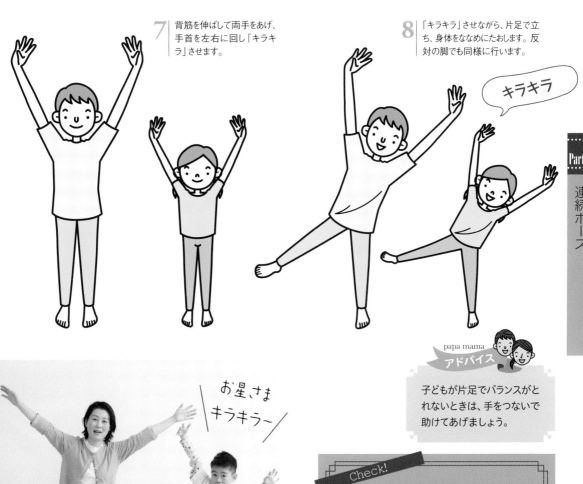

キラキラ

お星さま キラキラ〜

papa mama
アドバイス

子どもが片足でバランスがとれないときは、手をつないで助けてあげましょう。

Check!

オリジナルのプログラムを作ってみよう!

流れ星になって走りまわったり、宇宙人を登場させたり、お父さんが太陽で子どもを地球に見立て地動説を説明してみたり、ぜひオリジナルのストーリーやポーズを加えながら楽しんでください。

Part 5

こきゅう

「笑っているときはどんなこきゅう？」「泣いているときはどんなこきゅう？」
こきゅうは心と一緒にうごくから、こきゅうをうごかすと
心もうごくよ。さあやってみよう。

お試しレッスン動画

「芽生えのポーズ」
（P100）

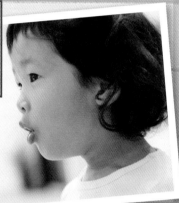

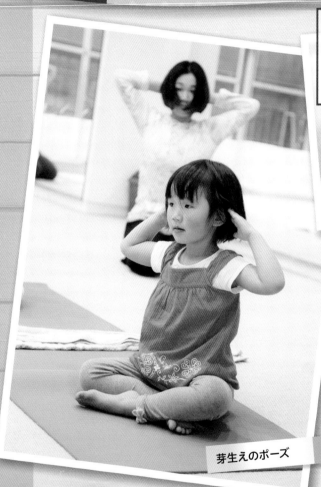

芽生えのポーズ

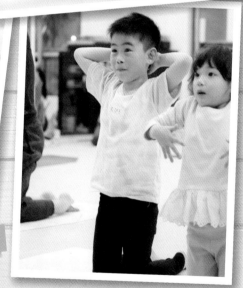

こきゅう
について

「自分の心」と書いて「息」。息は「生きること」、そして「活き活き」してい
ることに不可欠です。このパートでは、呼吸あそびを通じて、大きな呼吸が
できるようにします。大きな呼吸は、広々とした、まっさらな気持ちを育んで
くれ、いつでもおおらかでフレッシュな気持ちでいられるようになります。

大股歩き

年齢 **2** 歳〜
むずかしさ ★

1 手を大きくふって、数をかぞえながら
大股で10歩あるきます。

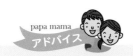
papa mama
アドバイス

「まねしてごらん」と、大きく手
をふって、足を広げて、子どもを
リードしてあげましょう。

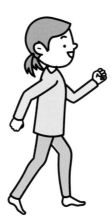

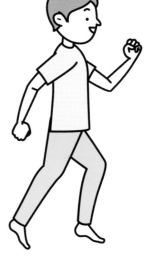

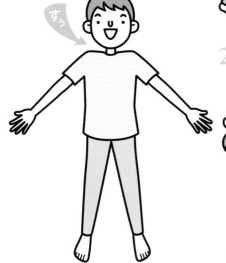

すぅ

2 立ち止まって、両手を大きく開いて
すって、両手を身体の前にしてはい
て、何度か深呼吸をします。

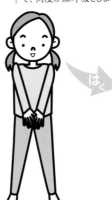

はく

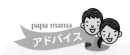

papa mama
アドバイス

大人は自分の「大きな呼吸」
します。子どももつられて、大
きな呼吸になります。

大きなうごきの後に
深い呼吸をしよう

大股で歩くと骨盤のうごきがスムーズになり、
血流が良くなります。また、大きなうごきが
深い呼吸をうながし、心肺機能を高めます。

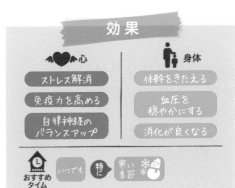

効果

❤ 心
- ストレス解消
- 免疫力を高める
- 自律神経の
  バランスアップ

👫 身体
- 体幹をきたえる
- 血圧を
  穏やかにする
- 消化が良くなる

おすすめ
タイム　いつでも　特に　寒い
季節

芽生えのポーズ

お試しレッスン動画

年齢 **3** 歳〜
むずかしさ
★

1 正座をして、頭の後ろで手を組んでうずくまり、小さな種のようになります。

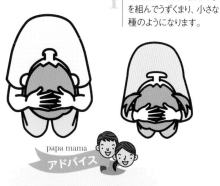

papa mama
アドバイス

「丸い種になるよ」と声をかけ小さく、小さくなります。

2 息をすって、少しずつ起き上がり、ひじを開いて息をはきます。

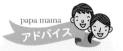

papa mama
アドバイス

「芽が出て、葉っぱが出て…」とストーリーを展開していきましょう。

すぅ

はく

3 息をすって、ひざ立ちになりながら両手を上にあげ手のひらを大きく開き天井を見ます。

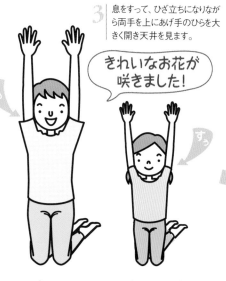

きれいなお花が咲きました！

すぅ

すぅ

4 息をはいて、手を大きく開きながら天井を見ます。

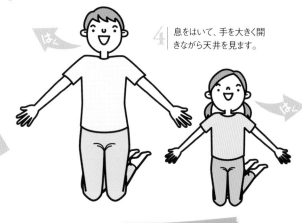

はく

はぅ

植物の成長に合わせて呼吸を変化させていこう！

ヨガは呼吸のうごきに合わせることで効果があります。やさしいうごきで、それを体験しましょう。肩こりの緩和、予防にも効果的。

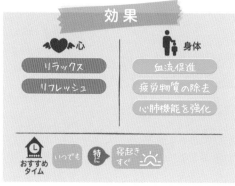

効果

❤ 心
- リラックス
- リフレッシュ

👤 身体
- 血流促進
- 疲労物質の除去
- 心肺機能を強化

🕐 おすすめタイム　いつでも　特に　寝起きすぐ

呼吸体操

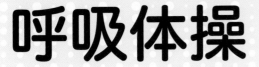

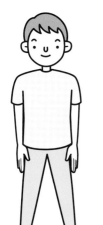

1 | 軽く足を開いて立ちます。

papa mama アドバイス

身体のうごきに合わせ、「すって〜」「はいて〜」など、呼吸のタイミングをおしえてあげましょう。

2 | 息をすって片足を前に出し、両手をまっすぐ上にあげながら、前の足に体重をのせます。胸を気持ちよく広げましょう。

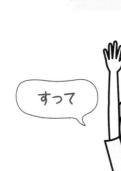

すって

はいて

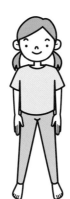

3 | 息をはきながら、両手を下ろして、前の足ももどします。反対も同様に行います。

脚と腕をうごかして
大きく息をすいこもう

止まった姿勢で呼吸をするよりも、脚や腕のうごきと合わせることで、より深い呼吸をすることができます。

効果

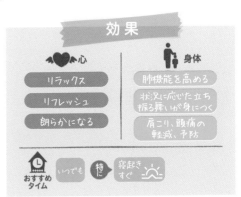

♥ 心
- リラックス
- リフレッシュ
- 朗らかになる

身体
- 肺機能を高める
- 状況に応じた立ち振る舞いが身につく
- 肩こり、頭痛の軽減、予防

おすすめタイム | いつでも | 特に | 寝起きすぐ

シャボン玉呼吸

年齢 **3** 歳～
むずかしさ
★

1 手でストローをつくって、鼻から大きくすってから、口から強くはきます。

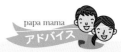

小さなシャボン玉つくるよー！

大きくすう

強くはく

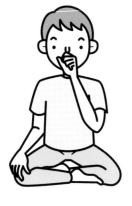
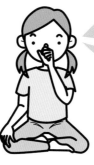

papa mama
アドバイス

わざと音を出しながら呼吸して、子どもに「すう」「はく」のタイミングを教えましょう。

大きなシャボン玉つくるよー！

ゆっくり大きくすう

静かに長くはく

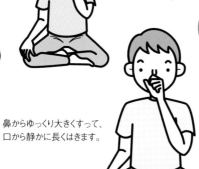
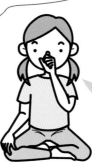

2 鼻からゆっくり大きくすって、口から静かに長くはきます。

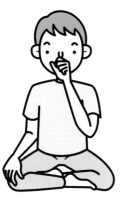
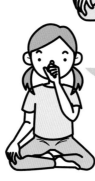

ゆっくりはく

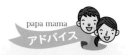

papa mama
アドバイス

呼吸の前と後の気持ちの変化を感じとろう。

3 1と2を何回か行ったら、ゆっくり息をはきます。両方の呼吸のちがいを感じてみましょう。

シャボン玉を作るようなイメージで呼吸しよう！

「大きなシャボン玉を作りたいときは、どんな呼吸をするのがいいかな？」と問いかけてみましょう。自信や集中力も身に付きます。

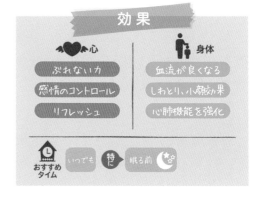

効果

心
- ぶれない力
- 感情のコントロール
- リフレッシュ

身体
- 血流が良くなる
- しわとり、小顔効果
- 心肺機能を強化

おすすめタイム　いつでも　特に　眠る前

あいうべ体操

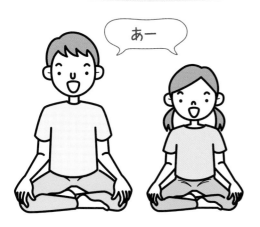

あー

1| 安座で座って、口のうごきをはっきりさせて「あー」と大きな声を出す。

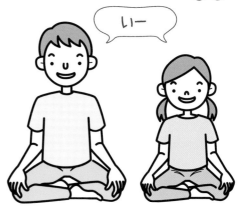

いー

2| 「いー」と大きな声を出す。

papa mama アドバイス

ちょっとオーバーなくらいがちょうどよいので思いっきり行ってください。

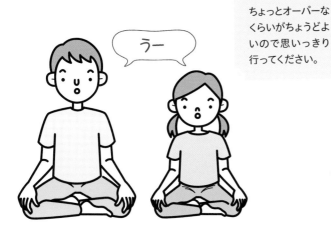

うー

3| 「うー」と大きな声を出す。

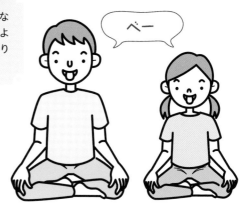

べー

4| 「べー」と舌を出しながら、大きな声を出す。

「あー・いー・うー・べー」と声を出して呼吸をしてみよう。

声を出しながら呼吸し、喉や声帯、口まわりの筋肉をきたえ、雑菌が入るのを防ぎます。顔の表情を豊かにし、脳の発達をうながします。

効果

♥ 心	身体
リラックス	喉の筋肉をきたえ、誤えん防止
表現力を高める	風邪を予防する
リフレッシュと心の沈静化	脳の活性化

おすすめタイム　いつでも　特に　眠る前

Part5 こきゅう

キッズヨガを楽しむために

ヨガの子どもへの効果

幼児期や学童期は、一生の土台づくりの時期です。特定の能力だけを伸ばすのではなく、心身ともに全面的な発達ができれば、さまざまな出来事がある長い一生を生き抜く力となります。ヨガは心身をきたえ、整え、これからの人生において伸ばしていきたい、さまざまな能力のベースを作ってくれます。それはヨガが無理なく体の土台づくりができる理想的なエクササイズだからです。柔軟性が身についたり、バランス力が身についたり、集中力が身についたり、子どもの成長に欠かせない能力を得ることができます。

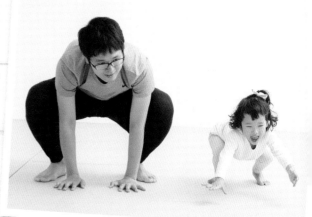

一番大切なのは親子で楽しむこと

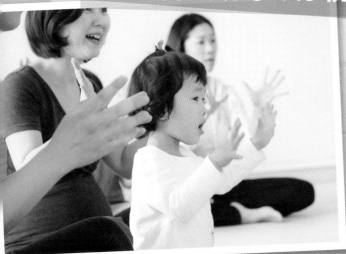

でも、いくら良い効果がたくさんあるからといって、無理にやらせようとしてはいけません。大切なのは親子で一緒に楽しむ姿勢を持ち続けること。スキンシップをとりながら、親子であそぶヨガは、それに取り組むこと自体がかけがえのない時間になり、親子の深い信頼を育んでいきます。親子の記憶の素晴らしい1ページになるよう楽しんでください。

プログラムを組み立てよう

最初は子どもと一緒に、1〜2つのポーズをする程度でよいと思います。慣れてきたらヨガのポーズを、以下の4つの視点から自由に組み合わせて楽しんでみましょう。

1 どんな場所で行うか?

広い部屋か、狭い部屋か、屋外かなど、ヨガに取り組む環境で、ある程度ポーズはしぼられます。周りに邪魔なものがない広い場所なら、まず走って変身！(P18)などで、子どもの「うごきたい！」という気持ちを発散させてから、ポーズに入ることができます。屋外では、足のほぐし(P23)など、靴をはいたままではできないポーズが出てきます。

2 どんな時間に行うか?

日中はどんなプログラムも楽しめますが、夜は注意が必要。ドキドキするような、ひざでバランス(P46)、飛行機(P50)や、ゲーム性の高い、まねっこじゃんけん(P36)、大きくなあれ(P52)などは興奮して眠れなくなるので控えましょう。興奮しているときはまずうごいて発散させて静かなプラグラムに入ることがよい場合もあります。

入眠におすすめのポーズ

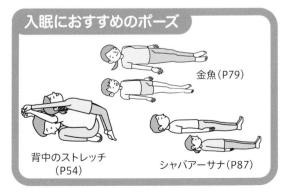

金魚(P79)

背中のストレッチ
(P54)

シャバアーサナ(P87)

3 どの年齢を対象に行うか?

どうぶつヨガは、小さな子どもでも大きな子どもでも楽しんでやってくれることが多いポーズです。あそびヨガは、小さな子ども向き、大きな子ども向きなどさまざま。手押し車(P39)や波のり(P48)は、小さな子どもには大変です。一方、飛行機(P50)では、大きな子を押し上げるのはむずかしいかもしれません。それぞれのポーズの「年齢」や「むずかしさ」を考えて、子どもを観察しながら、場合に応じてやり方を工夫して楽しんで行ってください。

4 季節に応じたポーズから始める

子どもにとって、季節の変化は非常に新鮮なものです。プログラムを組むさいは、季節を意識したポーズから始めてみましょう。また、冬は身体の温まるものから始めるといいですね。

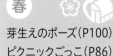

春
芽生えのポーズ(P100)
ピクニックごっこ(P86)

夏
虫(P80)
海の生き物(P91)

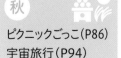

秋
ピクニックごっこ(P86)
宇宙旅行(P94)

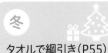

冬
タオルで綱引き(P55)
クマ(P68)

プログラムの例

朝すぐにおすすめのプログラム

朝、脳を覚醒させて、心身を目覚めさせる、一日の始まりにおすすめのプログラムです。

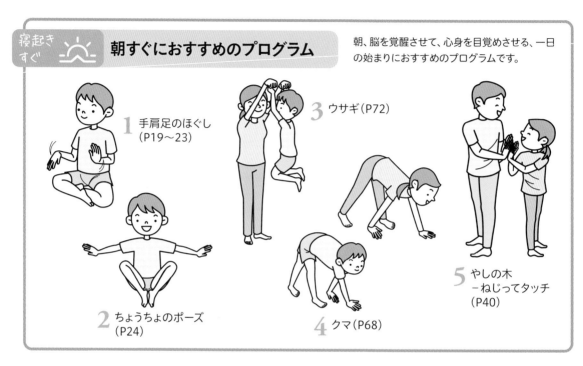

1 手肩足のほぐし（P19〜23）

2 ちょうちょのポーズ（P24）

3 ウサギ（P72）

4 クマ（P68）

5 やしの木 −ねじってタッチ（P40）

眠る前 **眠る前におすすめのプログラム**

呼吸が大きくなり、背骨がほぐれ、副交感神経優位になってリラックスできるポーズです。

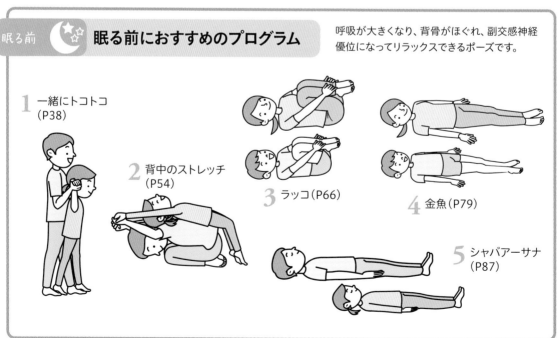

1 一緒にトコトコ（P38）

2 背中のストレッチ（P54）

3 ラッコ（P66）

4 金魚（P79）

5 シャバアーサナ（P87）

プログラムは5～7個程度のポーズを組み合わせて作るのがおすすめです。時間は1つのポーズにつき約2分から3分ほどで、合計15分前後くらいを目指して行うようにしましょう。シチュエーション別にいくつかおすすめのプログラムを紹介します。

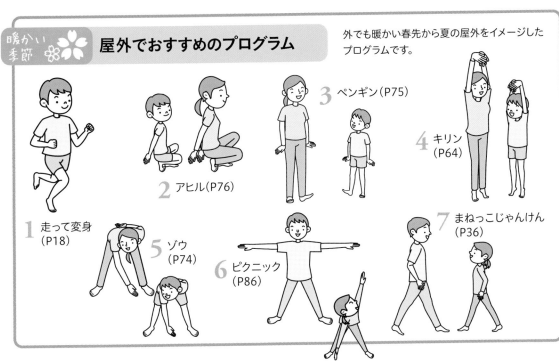

暖かい季節

屋外でおすすめのプログラム

外でも暖かい春先から夏の屋外をイメージしたプログラムです。

1 走って変身（P18）
2 アヒル（P76）
3 ペンギン（P75）
4 キリン（P64）
5 ゾウ（P74）
6 ピクニック（P86）
7 まねっこじゃんけん（P36）

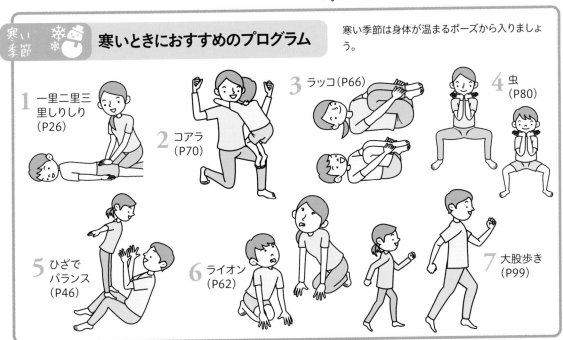

寒い季節

寒いときにおすすめのプログラム

寒い季節は身体が温まるポーズから入りましょう。

1 一里二里三里しりしり（P26）
2 コアラ（P70）
3 ラッコ（P66）
4 虫（P80）
5 ひざでバランス（P46）
6 ライオン（P62）
7 大股歩き（P99）

Part 6

キッズヨガを楽しむために

導入を工夫してみよう！

子どもたちは成長につれて好き嫌いが出てきます。子どもの気分を上手くのせたり、ストーリーを組み立てたプログラムで物語の中で遊べるように誘導するなど、工夫してみてください。

子どもの興味のあるものから始める

一緒にヨガをすることが楽しいこととわかれば、次は子どもの方からさそってきます。それには、まずお父さん、お母さんが楽しもうという気持ちを持つことが大切です。最初は普段のあそびの一環として取り入れ、ヨガに慣れるところから始めましょう。

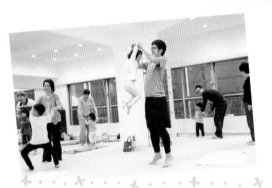

自由にうごいてからポーズに入る

子どもが興味やイメージを持ちやすいように、自由に、思いのままにまずうごいてからポーズに入ることをおすすめします。たとえば、イヌ（P73）やネコ（P58）、ライオン（P62）などになりきって、自由にうごき回る。子どもは本来じっとしているのが苦手ですが、思いっきりうごいた後は呼吸が大きくなり、静かになります。動と静のメリハリが大事です。

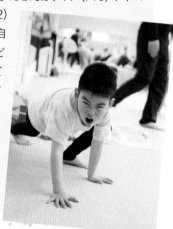

馴染みのある歌を使う

ある日のワークショップでは、トトロの『さんぽ』を歌って、教室をぐるぐると歩くことから始めました。するとすんなりと皆さんがヨガの世界に入り込んでくれました。歌うことは、親子の呼吸を合わせて心を一つにしてくれるので、ヨガを行いやすくします。

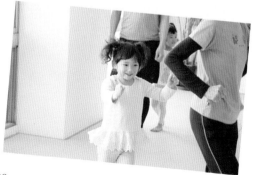

ストーリーを作る

あそびヨガやどうぶつヨガを組み合わせてみましょう。たとえば「お魚さんになって海を泳いでいたら、何かあらわれたよ（魚になって走る）。なんだと思う？　タコだ！（タコのポーズへ移る）」など、ストーリー仕立てにすると、子どもたちの身体が自然とうごき出して、ヨガに親しんでくれます。

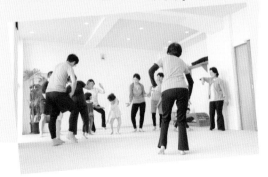

キッズヨガ Q&A

Q そもそもヨガってどんな効果があるの?

心身があるべき姿になります **A**

ヨガは、普段の生活であまり使わないような筋肉、骨格、内臓などを使うことで、体の本来の力を引き出します。呼吸が大きくなり、内臓のはたらきも良くなり、血行が促進され、各器官、臓器のはたらきが良くなります。自律神経のバランスも高まって、免疫力が高まります。まんべんなく全身の筋肉がきたえられるので、姿勢がよくなって、メンタル面も整えられます。

Q はじめてのお父さんでもむずかしくないの?

本来はお父さんの方が得意なものです **A**

ヨガの本来の意味は、「心のはたらきを静めて、あらゆる苦悩から自由になる」こと。本来はお父さんの方が得意な分野ではないでしょうか。無理せずに、親も自分の心と身体を開放して、心地よさに導かれるようにして動いて下さい。

Q 子どもがなかなかヨガをやってくれないときは?

親から身体をうごかしましょう **A**

パパやママが楽しそうに、気持ち良さそうに身体をうごかしていれば、子どもは必ずまねしたくなるものです。まずは適当にポーズを選んで、自分の身体が心地よいように、呼吸が楽になるようにうごいてみて下さい。いつの間にかとなりでお子さんがまねしていることでしょう。

Q 子どもに落ち着きがなく困ってます。ヨガで変わりますか?

集中力を高めるヨガがおすすめ! **A**

ヨガを1, 2回やっただけですぐに落ち着くことはありませんが、この本にでてくるような集中力を高めるヨガ(=あそび)をくり返し行うことで、一つのことに取り組む時間が長くなっていきます。ぜひ試してみてください。

Q 別のスポーツと一緒にやっても大丈夫ですか?

トップアスリートもヨガを取り入れています **A**

ぜひ一緒に行うことをおすすめします。身体が硬い人は特に、ヨガを通して柔軟性を高めることができ、怪我の予防につながります。また、どんなスポーツにおいても、落ち着いた心はとても重要です。実際に、世界のさまざまなスポーツのトップ選手たちが、ヨガをコンディショニング法として取り入れています。

Q 年齢や、男の子と女の子の効果のちがいはありますか?

小学校低学年まではちがいはありません **A**

年齢による効果にちがいはありませんが、取り組めるポーズと、むずかしいポーズがでてくると思います。ポーズごとに対象年齢とむずかしさをのせているので、取り組むさいの参考にしてください。また、男の子と女の子に関しては、小学生の低学年までは違いはありません。親子で、お友達同士で楽しめるものを行ってください。

Part **6**

キッズヨガを楽しむために

監修

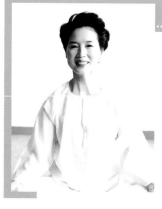

友永ヨーガ学院院長　**友永淳子**

群馬県高崎市出身。東京女子体育大学体育学科、明治大学法学部卒業。渡印、渡米によりヨガ指導法を学ぶほか、至心流剣舞術師範。1978年、三人の子育てをしながら、東京・荻窪に友永ヨーガ学院を開校。ベーシック、マタニティ、シニア、断食、指導者養成コース、足圧法などヨガの習熟度や身体の状態、年齢など、目標に合わせたさまざまなコースを主宰する。全国から「ここのヨガでないと」と大勢が通う。著書多数。

講師

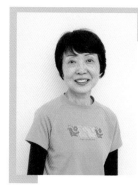

友永ヨーガ学院講師　**和田まり子**

日本社会事業大学児童福祉学科卒業後、保育士となる。肩こり、腰痛など身体の不調をきっかけにヨガに出会う。2006年友永ヨーガ学院の第7期指導者養成コースを修了。同年より保育士としての経験を活かし、あそびにヨーガを取り入れて、親子で楽しむ「パパ・ママ＆キッズクラス」を担当。家族みんなの笑顔と元気をサポートする。

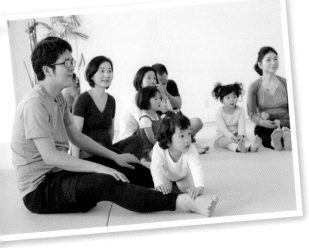

モデル

飯塚	敦子 智洋	門馬	靖子 律花	吉田	亜希子 ひかり
小山田	有裕 典子 和花 健人	河井	祐樹 しのぶ 千晴	渡邊	勝也 留都 光留

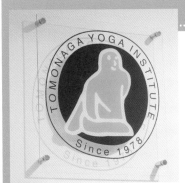

友永ヨーガとは？

友永ヨーガは、シヴァナンダヨーガ[※]を基本にして、友永淳子院長はじめ経験豊かな講師陣が学んできた、日本の風土・気候に合ったさまざまなヨーガ健康法を組み合わせた、無理なく、飽きのこないゆったりとしたヨーガメソッドです。性別、年齢を問わず、初心者にも経験者にもレッスンごとに深い充足感が感じられるようデザインされています。よりよい生活を求めるすべての人へおすすめします。

※ シヴァナンダヨーガとは？
北インド・リシケシのシバナンダアシュラム（The Divine Life Society - Sivananda Ashram）で教えられている、トラディショナルなヨーガで、科学的で正統派であると世界中で評価が高い。

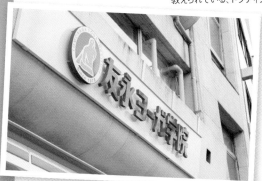

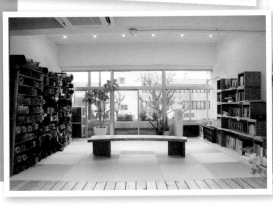

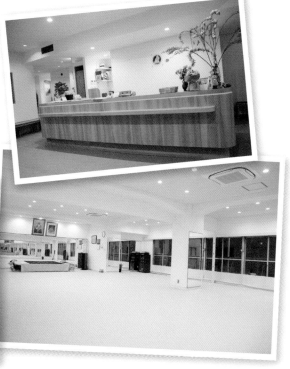

お問い合わせ先

友永ヨーガ学院

〒167-0043
東京都杉並区上荻1-18-13 文化ビル2F/3F
TEL：03-3393-5481
URL https://www.tomonagayoga.org/

本校のほか、金町・町屋・東日本橋・東陽町（江東区）・新所沢・所沢・上尾・川越・武蔵野・三鷹・国立・立川・八王子 などにも友永ヨーガを学べる教室があります。

すべての動画を最初から見たいときは、下のQRコードやURLを利用してください。

親子でのびやか楽しいキッズヨガ 改訂版
お試しレッスン動画

https://onl.tw/dP8mGED

STAFF

監　　修	友永ヨーガ学院　院長　友永淳子
指　　導	友永ヨーガ学院　講師　和田まり子
特別協力	友永ヨーガ学院　副院長　友永乾史
編集執筆	高橋淳二、野口 武 （以上　有限会社ジェット）
イラスト	福島康子
撮　　影	今井裕治
デザイン	稲元恵（代々木デザイン事務所）

親子でのびやか楽しいキッズヨガ
まねして簡単50のポーズ　改訂版
動画でいっしょにチャレンジ

2021年12月10日　第1版・第1刷発行

監　修　　友永 淳子（ともなが じゅんこ）
発行者　　株式会社メイツユニバーサルコンテンツ
　　　　　代表者　三渡　治
　　　　　〒102-0093 東京都千代田区平河町一丁目1-8
印　刷　　三松堂株式会社

ご意見・ご感想はホームページから承っております。
ウェブサイト　https://www.mates-publishing.co.jp/
編集長：折居かおる　企画担当：折居かおる

※本書は2017年発行の『親子でのびやか楽しいキッズヨガ　まねして簡単50のポーズ』を元に、一部のポーズがオンライン上で視聴できるレッスン動画を追加し、再編集を行った改訂版です。